SCHRIFTENREIHE
GANZHEITSMEDIZIN

D1674643

Mängelexemplar

EINFACHE NEURALTHERAPIE FÜR DIE TÄGLICHE PRAXIS

EIN KOMPENDIUM

O. BERGSMANN
R. BERGSMANN

FACULTAS
UNIVERSITÄTSVERLAG

Autoren: Univ.-Doz. Dr. Otto Bergsmann
em. Primarius des Rehabilitationszentrums Gröbming

Dr. Roswitha Bergsmann
Psychiatrisches Krankenhaus
der Stadt Wien

Auhofstraße 37
A-1130 Wien

2. unveränderte Auflage 1990

Danksagung

Dieses Kompendium entstand in Zusammenarbeit mit dem L. Boltzmann-Institut für Rheumatologie und Fokalgeschehen, dessen Mitglied O.B. ist.

Wir sind vielen Freunden und Kollegen für kritische Auseinandersetzung und Anregungen zu Dank verpflichtet:

P. Dosch, M. Eder, F. Hopfer, F. Huneke, W. Huneke und E. Wechtl im unmittelbaren Bereich der Neuraltherapie, in dem auch viele Diskussionen mit unseren Kursanten zu erwähnen sind, und

H. Heine, G. Kellner, F. Perger, A. Pischinger und A. Stacher im Rahmen der Herd- und Regulationsforschung, die eine wissenschaftliche Grundlage der Neuraltherapie nach unserem Verständnis darstellt.

Dank gilt auch der Firma Gebro für das Überlassen einiger Bilder,

und last but not least sei dem Facultas-Universitätsverlag für die gekonnte Fertigung und Ausstattung dieses Buches gedankt.

VORWORT

Neuraltherapie, therapeutische Lokalanästhesie und Heilanästhesie sind Synonyma für die Anwendung von Lokalanästhetika zur Behandlung von Funktionsstörungen, Beschwerden und Leidenszuständen verschiedener Art und Lokalisation. Somit gehört diese Behandlungsform unter den Oberbegriff der Regulationstherapie und hat wenig zu tun mit dem rein anästhesierenden Einsatz der Lokalanästhetika, wie zum Beispiel bei einer Regionalanästhesie, wenn auch die Grenzen oft unscharf sind. Aus dieser Definition kann auch abgeleitet werden, daß es hier keine Indikationsliste entsprechend der üblichen klinischen Diagnostik geben kann, sondern immer die Funktionsanalyse den Weg zur optimalen Technik zeigen muß.

Die Entwicklung unserer Medizin zum derzeitigen hohen diagnostischen Standard und zum gleichfalls hohen therapeutischen Niveau in der Akut- und Notfallmedizin steht im krassen Gegensatz zu der Zunahme chronischer Leidenszustände, Funktions- und Befindensstörungen, welchen mit den spezifisch hochwirksamen Pharmaka unseres Repertoires nicht beizukommen ist und die das Gros in der täglichen Praxis darstellen. Gerade hier kann aber der gekonnte Einsatz der Neuraltherapie Gutes leisten und oft überraschende Ergebnisse erzielen. Darüber hinaus kann sie mit jeder anderen Therapieform kombiniert werden. *Insofern handelt es sich nicht um eine alternative, sondern um eine komplementäre Behandlungsmethode*, die unter diesem Gesichtspunkt auch zur unterstützenden Therapie von Akutkrankheiten eingesetzt werden kann.

Das vorliegende Kompendium ist für Kollegen in der täglichen Praxis zusammengestellt und beruht auf der in summa fast 40jährigen Erfahrung der Autoren, wobei rückblickend festgestellt werden muß, daß mit Zunahme der Kenntnis über regulatorische Zusammenhänge und mit Verbesserung der funktionsanalytischen Untersuchungen die anfangs favorisierten „großen Methoden" immer mehr zugunsten einfacher Techniken, die bei gezieltem Einsatz Gleiches leisten können, aufgegeben wurden.

Wir haben daher auf die Darstellung dieser „großen Methoden" wie Techniken an Ganglien und Nervenstämmen verzichtet, zumal sie ja auch infolge des hohen Zeitaufwandes und des, für den Ungeübten zweifellos vorhandenen, Risikos den Arbeitsablauf einer normalen ärztlichen Praxis stören. Sie sollten auch entsprechend ausgebildeten und geübten Kollegen vorbehalten bleiben.

Dieses Buch soll auch nicht anatomische Kenntnisse, die unbedingte Voraussetzungen darstellen, Neuraltherapiekurse, die der sicherste Einstieg sind, und pharmakologische Grundlagen, die jeder haben sollte, ersetzen. Es ist für Kollegen geschrieben, die Kurse absolviert haben und nun anläßlich eines aktuellen Beschwerdebildes sich kurz informieren wollen. Aus diesen Gründen wurden auch die Grundlagen der von den Brüdern *F. und W. Huneke* inaugurierten Störfeldtherapie — ohne die Neuraltherapie undenkbar ist — einmal mehr dargelegt.

Wien, September 1987   O. Bergsmann   R. Bergsmann

NEURALTHERAPIE
IST EINE FORM DER REGULA-
TIONSTHERAPIE

Sie will entgleiste Regelvorgänge auf verschiedenen physiologischen Ebenen normalisieren. Insbesondere sollen chronisch belastende übergeordnete Faktoren ausgeschaltet werden. Dazu setzt sie in erster Linie Lokalanästhetica nach bestimmten Techniken ein.

INHALTSVERZEICHNIS

FORMEN DER NEURALTHERAPIE

1. Injektion an den Locus dolendi

beziehungsweise an die gestörten und/oder schmerzenden Strukturen und Organe. Der Effekt ist die lokale Schmerzausschaltung oder Normalisierung der Funktionen, wobei häufig zu beobachten ist, daß die Wirkung der Infiltration länger anhält, als es der Wirkzeit des Anästhetikums entspricht. Es ist daher neben der reinen Lokalanästhesie mit einer darüber hinausgehenden Komponente zu rechnen, die wahrscheinlich im Abbau von Rückkoppelungsmechanismen besteht, die von der funktionsgestörten oder schmerzenden Struktur ausgelöst wurden.

2. Injektion in das gestörte Segment

Meist werden die Hautquaddel oder tiefe Infiltrationen als präperiostale Depots verwendet. Diese Therapieform wirkt vorwiegend über lokale Reflexe und über den segmental-regulatorischen Komplex, durch den jedes Substrat eines Segmentes mit allen anderen funktionell verschaltet ist. Der Effekt dieser Techniken kann als rein reflektorischer Abbau von Rückkoppelungsmechanismen und als Folge der Drosselung des Hinterhorneinganges (gate control) verstanden werden.

3. Injektion an Nervenstämme und/oder Nervenganglien des somatischen und vegetativen Nervensystems

Es ist dies die einzige Technik, die als reine Neuraltherapie bezeichnet werden kann. Der Effekt liegt in der Unterbrechung der Nervenbahnen, wobei es im somatischen Bereich zur Schmerzausschaltung und im vegetativen Nervensystem zur Normalisierung der entgleisten vegetativen Funktionen, vor allem der Durchblutung von Extremitäten und inneren Organen kommt, deren Stoffwechsel dadurch normalisiert wird. Diese Techniken erfordern Spezialausbildung, und es kann in der täglichen Praxis auf sie verzichtet werden.

4. Intravenöse Applikation

Diese in der Internen Medizin allgemein übliche Therapieform kann auch bei allen Formen der zentralen und/oder vegetativen Entgleisung als zusätzliche Methode verwendet werden.

5. Die Störfeldtherapie bzw. die Probebehandlung

störfeldverdächtiger Veränderungen. Störfelder (siehe später deren genaue Abhandlung) sind oligosymptomatische chronische Entzündungen, die lokal kaum Beschwerden verursachen, aber in Kombination mit Sekundärschäden (Zweitschlägen) zur Entwicklung von Fernstörungen, das sind die behandelbaren Symptome, führen. Die Umflutung dieser Störfelder kann unter bestimmten Voraussetzungen, die später erörtert werden, zur Normalisierung der Regulation und damit zum Erlöschen der Fernstörungen führen. Man spricht in diesem Fall von einem Sekundenphänomen, wenn auch der Erfolg dieser Therapieart nicht immer sofort eintritt.

INDIKATIONEN ZUR NEURALTHERAPIE

Wie schon eingangs erwähnt, ist die Neuraltherapie bei allen funktionellen Beschwerdebildern vegetativ-nervaler oder somatisch-nervaler Natur angezeigt. Es sollte aber daran gedacht werden, daß jedes pathologisch-anatomische Substrat einmal mit einer Funktionsstörung begonnen hat und daß auch bei ausgedehnten Pathomorphologien immer noch funktionelle Komponenten beteiligt sind. Dies sowohl im Rahmen der Schmerzgenese als auch im Bereich des Entzündungsgeschehens und bei Degeneration.

Bei rein funktionellen Störungen kann daher die Neuraltherapie primär und ohne weitere Zusatztherapie verwendet werden, während bei Vorliegen von Pathomorphologien die Neuraltherapie lediglich als Adjuvans und mitunter auch nur zur Verbesserung der Wirkung der klassischen Therapiemethoden verwendet werden kann. Ausschlaggebend ist der Erfolg. Bringt die Neuraltherapie alleine schon einen Dauererfolg, so kann selbstverständlich auf jede weitere Therapieform verzichtet werden. Bei unbefriedigendem Therapieeffekt und bei Palliativwirkung muß einerseits daran gedacht werden, daß vielleicht eines der schuldigen Störfelder nicht erfaßt wurde und daß andererseits eventuell die Pathomorphologie schon soweit ausgebildet sein kann, daß eine zusätzliche Therapie erforderlich ist.

Da die Anästhesie eines „schuldigen Störfeldes" zur Minimierung oder Schwinden der Beschwerden führt, kann die Neuraltherapie auch im Sinne einer Probebehandlung diagnostisch eingesetzt werden, deren positives Ergebnis die operative Sanierung indiziert.

M E R K E:

NEURALTHERAPIE, auch wenn sie erfolgreich ist,

BEFREIT NICHT
von der ärztlichen Pflicht der

DIAGNOSTISCHE ABKLÄRUNG!

SENSOMOTORISCHE VORAUSSETZUNGEN
DER NEURALTHERAPIE

1. Rezeptive Felder

Jeder sensorische Nerv versorgt mit seinen marklosen Verästelungen ein Hautareal. Durch Überschneidung solcher sensorischen Felder oder Überschneidungen mit sensorischen Einheiten der Muskulatur entstehen Hautgebiete mit erhöhter Sensibilität. Diese sind bei Quaddelung zu bevorzugen.

2. Der segmentalreflektorische Komplex (srK)

In jedem Rückenmarkssegment sind somatische und vegetative Nerven der angeschlossenen Organe so verschaltet, daß physiologische oder pathologische Funktionsumstellung eines Substrats immer zu sinngemäß gleicher Funktionsänderung aller angeschlossenen Organe führt.

3. Vertikale Gliederung des Rückenmarks

Der segmentalreflektorische Komplex ist ein in jedem Rückenmarkssegment wiederkehrendes Schaltsystem. Trotz räumlicher Absonderung des sympathischen Grenzstrangs und Verlagerung seiner Ganglien ist auch dieser jeweils segmental afferent und efferent angeschlossen.

4. Gatecontrol System

Im srK sind das gemeinsame Ziel aller vegetativen und somatischen Afferenzen die Transmissionszellen des Hinterhorns. Ihnen sind Kontrollzellen vorgelagert. Die Eingangskontrolle wird dadurch möglich, daß Afferenzen aus dünnen (vegetativen) Fasern den Eingang öffnen, sodaß sämtliche Afferenzen ungehindert passieren können. Während Afferenzen aus dicken Fasern, die vorwiegend aus den Sensoren des Bewegungsapparates kommen, den Eingang drosseln, sodaß nur ein Teil der Afferenzen passiert und so die Schmerzempfindung herabgesetzt wird. (Details siehe später). Um die Therapie zu optimieren, empfiehlt sich der Ansatz an Substraten mit überwiegender Versorgung mit dünnen Fasern. Diese sind die Haut (Quaddeln) und im besonderen Maße das Periost (präperiostale Depots).

5. Muskelverschaltung

Die somatischen Muskeln sind einerseits dem zuständigen srK angeschlossen, andererseits stehen sie über Zwischenneuronen des Interneuronpools mit den Muskeln der Nachbarsegmente in Verbindung. Die dadurch entstehende Verschaltung zu kinetischen Ketten dient der programmierten und automatisierten Durchführung von Komplexbewegungen. Die Folge ist einerseits, daß kein Muskel einzeln aktiviert werden kann und daß bei Tonuserhöhung der muskuläre Hypertonus jeweils die ganze kinetische Kette, die vom Achsenorgan bis zu den Akren reicht, erfaßt. Weiters spielt diese Verschaltung in der Ausbildung der tonisch-algetisch-pseudoradiculären Symptome die Rolle des Leitsystems.

6. Tonisch-algetisch-pseudoradiculäre Symptome

Entsteht in einem srK eine Reizsituation, so wird der angeschlossene Muskel tonisiert. Via Interneuronpool kommt es zur Tonisierung der ganzen kinetischen Kette, der dieser Muskel angehört. Die Spannungsvermehrung dieser kinetischen Kette ist die Grundlage von segmentüberschreitenden Schmerzsymptomen, die mit graduellen Unterschieden die ganze Muskelfunktionskette erfassen können.

ANWENDUNGSGEBIETE
FÜR DIE NEURALTHERAPIE

Aus den physiologischen und pathophysiologischen Grundlagen (siehe Seite 71) wird klar, daß es kein Indikationsverzeichnis mit klinischen Diagnosen geben kann. Dies wäre Vorspiegelung falscher Fakten einerseits und Pseudoexaktheit andererseits.

ES KÖNNEN NUR FUNKTIONELLE STÖRUNGEN BEHANDELT WERDEN. Aber diese sind entweder Vorläufer von pathomorphologischen Veränderungen oder durch diese ausgelöst.

DAHER IST DIE NEURALTHERAPIE DAS IDEALE ZWEITE THERAPEUTISCHE BEIN FÜR DIE TÄGLICHE PRAXIS:

SIE KANN UMSO EFFIZIENTER EINGESETZT WERDEN, JE besser funktionelle Zusammenhänge vor der Behandlung erfaßt werden.

Hier soll auch gesagt werden, daß viele Verlegenheitsdiagnosen, die meist unkritisch für exakt gehalten werden, der Hinweis auf unklare funktionelle Auslösemechanismen sind. So zum Beispiel alle Diagnosen, die mit „Peri" beginnen oder mit „algie" enden, hochverdächtig auf ein Herdgeschehen sind — es sollte ihnen mißtraut werden. Auch „idiopathisch" ist suspekt.

1) Störfeldtherapie — Probebehandlung

Besteht der Verdacht, daß eine Symptomatik herdbedingt ist, kann die Umflutung der Herde (Störfelder) diese Symptomatik abbauen (siehe Physiologie). In diesem Fall handelt es sich um eine kausale Therapie. Bei reproduzierbarem Therapieerfolg und Rezidiv der Symptome muß an chirurgische Sanierung gedacht werden, wobei die bisherige Therapie als Probebehandlung gewertet werden kann.

2) Symptomatische Therapie

Anwendungsgebiete

Erkrankungen der Wirbelsäule:

— HWS-Syndrom
— BWS-Syndrom

- LWS-Syndrom
- Lumbago

Erkrankungen der Extremitäten:

- Gonarthrose, Coxarthrose
- Epicondylitis, Schulter-Arm-Syndrom
- Myogelosen
- Muskelrheumatismus
- Amputationsbeschwerden

Beschwerden im Kopfbereich:

- Migräne
- Kopfschmerzen verschiedener Genese
- Schwindelanfälle
- Tinnitus
- cerebrale Minderdurchblutung, TIA
- Zustand nach Insult

Andere Anwendungsgebiete der Neuraltherapie:

- alle „Neuralgien"
- alle „Spannungsschmerzen"
- vegetativ dominierte Symptombilder
- Durchblutungsstörungen
- Posttraumatische Beschwerden
- Funktionsverbesserung innerer Organe via segmental-reflektorischen Komplex und mechano-viscerale Interaktion. (Bei allen inneren Organen.)

M E R K E:

AUCH ERFOLGREICHE NEURALTHERAPIE BEFREIT

N I C H T

VON DER PFLICHT DER DIAGNOSTISCHEN ABKLÄRUNG!

GRENZEN DER NEURALTHERAPIE
UND KONTRAINDIKATIONEN

Die Grenzen der Neuraltherapie sind gesetzt durch Grad und Ausdehnung pathomorphologischer Veränderungen. Andererseits können aber Funktionsstörungen und Schmerzen, die auch von ausgedehnten Pathomorphologien ausgelöst werden, mit Neuraltherapie erfolgreich behandelt werden, doch darf man dabei auf keinen Dauererfolg hoffen.

Eine weitere Grenze der Störfeldanäthesie wird durch Mehrfachbelastungen gezogen, in diesem Fall ist die Möglichkeit gegeben, daß nicht alle Starter des Beschwerdebildes ausgeschaltet werden und so das Beschwerdebild teilweise oder ganz bestehenbleibt. Auch besteht die Möglichkeit, daß die Regulationsfähigkeit des Patienten soweit eingeschränkt ist, daß aus diesem Grund eine Wiederherstellung normaler Funktionen nicht mehr möglich ist. Dies ist bei den meisten Systemkrankheiten der Fall, kann aber auch durch Schwermetallbelastung des Patienten (*Perger*) und durch hochdosierte Therapie mit Analgetika, Psychopharmaka und Corticoiden, sowie durch Genußgifte verursacht werden.

Eine weitere Wirksamkeitsgrenze der Neuraltherapie ist durch die Entwicklung des Störfeldgeschehens von der metabolischen Dysfunktion über die daraus folgende Degeneration zur Pathomorphologie gegeben. Es ist klar, daß in diesem logischen Ablauf, der in der folgenden Abbildung schematisiert wiedergegeben ist, die Neuraltherapie nur solange voll wirksam ist, als sich das Geschehen auf den funktionellen Bereich beschränkt. Wenn schon morphologische Veränderungen vorliegen (z.B. radiologische Degenerationszeichen), so kann die Neuraltherapie nur die zusätzlich bestehende funktionelle Komponente – also die Symptome – beeinflussen, aber nicht die strukturellen Veränderungen.

Kontraindikationen

AV-Block II. und III. Grades, andere schwere Überleitungsstörungen, ausgeprägte Verlangsamung der Herzfrequenz unter 50/min., manifeste Herzmuskelschwäche III. und IV. Grades sind eindeutige Kontraindikationen gegen Anwendung von Lokalanästheticis in großen Mengen. Außerdem sind, allerdings sehr selten, Überempfindlichkeiten gegen Procain, noch seltener gegen Lidocain berichtet worden. Absolute Kontraindikation ist die Myasthenia gravis.

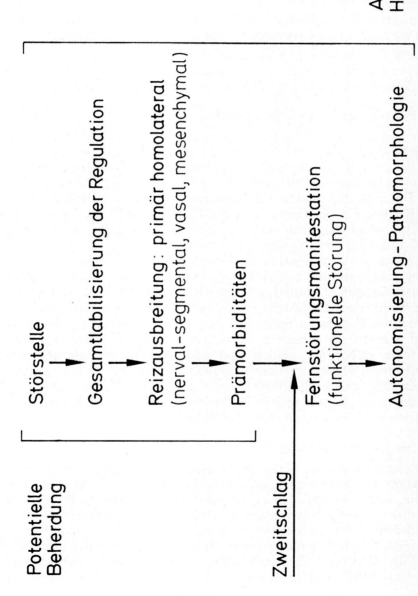

Potentielle
Beherdung

Störstelle → Gesamtlabilisierung der Regulation → Reizausbreitung: primär homolateral (nerval-segmental, vasal, mesenchymal) → Prämorbiditäten → Fernstörungsmanifestation (funktionelle Störung) → Autonomisierung – Pathomorphologie

Zweitschlag

Aktives Herdgeschehen

Vor jede Therapie hat der liebe Gott die Diagnose gestellt

Auch die erfolgreiche Anwendung der Neuraltherapie befreit keinen Arzt von der Pflicht zur normalmedizinischen diagnostischen Abklärung des Krankheitsbildes seines Patienten!

Andererseits sind die üblichen diagnostischen Labormethoden weitgehend ungeeignet, Regulationsstörungen aufzudecken und so den Ansatz für neuraltherapeutische Techniken zu erfassen.

Wie in der üblichen Medizin wird der Einstieg in die Therapie am besten durch die exakte Beantwortung von d r e i F r a g e n ermöglicht:

1) Welche Beschwerden werden geklagt?
2) Welche gestörte Funktion löst die Beschwerden aus?
3) Wo liegt der mögliche Starter für diese Funktionsstörung?

ad 1) Präzisierung des Beschwerdebildes:

In der täglichen Praxis sind Patienten, die ihre Beschwerden klar angeben, ihre Schmerzen exakt beschreiben und lokalisieren können, die Seltenheit. Es ist daher nötig, durch gezielte Fragen Klarheit zu gewinnen, wobei es auch notwendig ist, hart nachzufragen, ob der Patient im Augenblick Beschwerden habe. Denn das Schwinden von Schmerzen und anderen Beschwerden ist das beste Zeichen für die Wirksamkeit der Therapie. Auch die Frage nach Maximum des Schmerzes, nach der Stelle des Schmerzbeginns, nach der Art und Lokalisation der Ausstrahlungen und ob diese immer gleich verlaufen, ist diagnostisch wertvoll. Werden wechselnde Schmerzqualitäten und -quantitäten angegeben, so muß danach gefragt werden, ob im schmerzfreien Intervall ein Spannungsgefühl besteht, da dies schon ein Hinweis auf eine pseudoradiculäre Symptomatik darstellt. Auch bei vegetativen Beschwerden und bei Durchblutungsstörungen muß nach Spannungszuständen in der Muskulatur gefragt werden, da einerseits Muskelverspannungen häufig als vegetative Symptome mißdeutet werden und andererseits Durchblutungsstörungen oft mit einem Hypertonus der Muskulatur verbunden sind. Es erübrigt sich der Hinweis, daß auch Erkrankungen der inneren Organe zu Muskelverspannungen im Rumpf und in Extremitäten und entsprechenden Schmerzsymptomen führen können (siehe Gallenkolik).

ad 2) Die gestörte Funktion:

Funktionsstörungen im Sinne der Neuraltherapie können nur durch exakte Inspektion, Palpation und Funktionsprüfungen von Gelenken, auch der Wirbelsäule, erfaßt werden. Dabei hat die Palpation absolute Priorität, und es empfiehlt sich bei palpatorischen Auffälligkeiten immer wieder, beim Patienten einerseits nach Beschwerden in diesem Gebiet und andererseits nach anamnestischen Daten rückzufragen. Jede Erkrankung eines inneren Organs oder eines Gelenkes, aber auch jedes Störfeld führt zu Veränderungen in Haut, Unterhaut und Muskulatur der Reflexzonen und kann daher bei subtiler Palpation erfaßt werden. Auch der Störfeldcharakter einer Narbe kann palpatorisch erfaßt werden, denn gerade jene Narbengebiete, die als Störfeld in Frage kommen, sind deutlich palpatorisch verändert.

Zur Beurteilung des Quellungszustandes von Cutis und Subcutis darf nur mit *ganz   z a r t e m   D r u c k* mit den Fingerspitzen palpiert werden. *Dabei wird die streichende Fingerkuppe an den kritischen Stellen hängenbleiben,* wie etwa beim Überprüfen der Lauffläche eines Skis an einer ungewachsten Stelle. Wird an dieser Stelle der Druck dann verstärkt, wird der Patient sicher Schmerzen oder ein anderes Gefühl als in der übrigen Haut angeben. Auch über den Muskelverspannungen (tonisch-algetischen Symptomen) ist die Haut deutlich verändert, und auch hier können die Maximalpunkte (Trigger points) auf gleiche Weise festgestellt werden. Wird über diesem Maximalpunkt der Druck verstärkt, kommt es zu deutlichen Schmerzäußerungen.

Besonders im Bereich der Wirbelsäule bzw. des Erektorsystems sind diese Veränderungen von Cutis und Subcutis deutlich zu erfassen. Hier empfiehlt sich zur schnellen Orientierung die „Kiblersche Hautfalte". Bei dieser Technik wird am entspannt sitzenden oder am liegenden Patienten im Beckenbereich eine Hautfalte abgehoben, worauf der Untersucher zwischen Zeigefinger und Daumen unter leichtem Vorschieben nach oben diese Falte durch die Finger gleiten läßt. Im Bereich gestörter Bewegungssegmente der Wirbelsäule ist Cutis und Subcutis so verquollen, daß die Falte aus den Fingern gleitet. Man kann auch versuchen, in jedem Segment eine Falte neu anzuheben. Im funktionsgestörten Segment gelingt dies nicht oder unvollständig.

Bei Schmerzzuständen an den Extremitäten kann der Verlauf der Schmerzausstrahlung leicht palpatorisch überprüft werden, wobei unschwer festgestellt werden kann, daß die Schmerzbänder an funktionsgestörten Bewegungssegmenten des Achsenorgans ansetzen bzw. dort ihren Ausgang nehmen. Die Palpation wird auch benötigt, um von den mitunter sehr unklaren Angaben der Patienten unabhängig zu sein, *da bei erfolgreicher Therapie eine Lockerung von Cutis, Subcutis und Muskulatur palpatorisch feststellbar ist, ehe sich der Patient artikulieren kann.*

ad 3) Der mögliche Starter:

Unter Starter sind neuraltherapeutisch die *Störfelder* zu verstehen. Es handelt sich daher um die Frage nach dem auslösenden Störfeld oder den auslösenden Störfeldern. Wie schon erwähnt und wie auch im Kapitel Störfeldpathogenese dargestellt werden wird, sind die Störfelder verborgene Entzündungen, die keine oder nur spärliche Lokalsymptome auslösen, die aber durch Regulationsstörung im Zusammenwirken mit *Zweitschlägen* zu *Fernstörungen* führen. Die Fernstörung ist das aktuelle Beschwerdebild unseres Patienten. Es muß daher durch Rückfragen festgestellt werden, wann diese Beschwerden zum ersten Mal aufgetreten sind und ob ein Zusammenhang mit irgendwelchen anderen Schäden, *z.B. Operationen, Erkältungskrankheiten, Geburten, Traumen etc.,* gegeben ist. Dabei wird der Erfahrene häufig aus dem Palpationsbefund rückschließend gezielt nach Beschwerden und anamnestischen Krankheiten in den auffälligen Körperregionen fragen und kann so durch die Feststellung von zeitlichen Zusammenhängen das Störfeld ermitteln.

Neben den zeitlichen Zusammenhängen spielen bei der Störfeldsuche auch topographische Beziehungen eine große Rolle. Es ist notwendig, zuerst die Extremität oder den Quadranten des Beschwerdebildes nach Störfeldern abzusuchen. Narben in diesem Bereich müssen unbedingt probatorisch umflutet werden, da sie häufig zumindestens als konditionierendes sekundäres Störfeld eine Rolle spielen. Auch auf das *„Störfeld Wirbelsäule"* muß hier nachdrücklich verwiesen werden. Im Einzugsgebiet der pseudoradikulärem Symptome müssen funktionsgestörte Bewegungssegmente probatorisch entweder mit Quaddelung oder durch präperiostale Depots an die Wirbelfortsätze oder den Wirbelbogen behandelt werden. Aber auch organische Beziehungen müssen beachtet werden. Eines der häufigsten Störfelder sind die Tonsillen bzw. Tonsillektomienarben und der gynäkologische Raum, bei Atemstörungen ist unbedingt an die Nebenhöhlen zu denken.

Noch einmal soll darauf verwiesen werden, *daß auch bei der Störfeldsuche die Palpation von Cutis und Subcutis im Bereich der Reflexzonen gestörter Organe weiterhelfen kann.*

Es werden zur Störfeldsuche die verschiedenen apparativen und chemischen Reizmethoden angegeben, die alle nach dem Prinzip funktionieren, daß in der Reflexzone eines Störfeldes ein Reiz (elektrisch, chemisch, thermisch) anders beantwortet wird als in der normalen Haut. Es würde aber zu weit führen, in dieser Einführung in die einfache Neuraltherapie in extenso auf die verschiedenen Methoden einzugehen. Dies umso mehr, als ihre Aussagekraft noch immer diskutiert wird.

Die Tatsache, daß unter Reizeinwirkung die chronische Entzündung des Störfeldes akut wird, kann man auch zu Testzwecken ausnützen. Bei Applikation milder Reizsubstanzen i.c., s.c. oder i.m. „geht der Herd hoch". Er wird akut und produziert Lokalsymptome.

LOKALANÄSTHETIKA
UND IHRE WIRKMECHANISMEN

Es kann nicht Aufgabe dieser kurzen Einführung sein, eine detaillierte Pharmakologie und Pharmakodynamik der Lokalanästheticis zu bringen. Es werden vielmehr nur die zwei gebräuchlichsten Lokalanästhetika Procain und Lidocain erwähnt.

M E R K E:

Der Erfolg einer gekonnten Neuraltherapie hängt nicht von der Dosis, sondern nur von der Lokalisation ab.

Daher sind hohe Konzentrationen und große Mengen nicht nötig!

Es werden, bezogen auf einen 70 kg schweren Patienten, maximal 50 ml 1% Procain oder 20 ml 1% Xylocain (Xyloneural) verwendet. In der vom Autor geleiteten Anstalt werden pro Patient und Sitzung im Mittel 12,5 ml Xyloneural (inklusive nicht verbrauchter Reste) benötigt. Dabei haben wir außer vegetativen Kippreaktionen, die auch bei anderen Therapieformen vorkommen, keinerlei Zwischenfälle zu verzeichnen.

Literaturrecherchen zeigten, daß schwere und tödliche Zwischenfälle vorwiegend bei regionalanästhetischer Anwendung von 2% Lidocain in überhohen Dosen ausgelöst wurden.

Lokalanästhetika sind grenzflächenaktive Substanzen und haben daher die Eigenschaft sich an allen Membranen in monomolekularer Schicht anzulagern und dadurch deren chemische, physikalische und biologische Eigenschaften zu verändern. Vom Standpunkt der Neuraltherapie sind vier Angriffspunkte der Lokalanästheticis wichtig.

1) Lagern sich die Lokalanästhetika an die innere Oberfläche des Grundsystems (Proteoglycane), wodurch dessen Funktionszustand verändert und sekundär der Zellstoffwechsel beeinflußt wird.

2) Werden alle Zelloberflächen von einer monomolekularen Schicht des Anästhetikums überzogen, wodurch es zu einem Schutz der Zelle gegen äußere Reize kommt. Es wird also die Nozizeption der Einzelzelle beeinträchtigt. Dadurch wird die Depolarisation der Zelle gebremst und außerdem wird die Freisetzung der Mediatoren wie saure Stoffwechselprodukte, H-Substanzen etc. behindert.

3) Verhindert die Schutzschicht des Lokalanästhetikums an den Sensoren des Nevensystems die Perzeption der Reize.

4) Wird durch das Lokalanästhetikum die Weiterleitung der Signale im Nervensystem verhindert.

Der Zwischenfall

Wie schon betont, sind ernsthafte Zwischenfälle bei gekonnter Neuraltherapie in der angegebenen Dosierung extrem selten. Die Möglichkeit ist aber gegeben, und daher muß in jedem Praxisraum ein entsprechendes Notfallbesteck – am besten einer der üblichen Notfallkoffer – griffbereit sein.

Minimalbedarf:
Verweilkanülen
Ambugerät
2l-Sauerstoffflasche mit Reduzierventil

Medikamente: Kortikoide, Diazepam, Adrenalin, Bikarbonat, Kalzium, 33% Glukose, Plasmaersatz, Antihistaminika, Orciprenalin (Alupent[R]), Atropin.

1. Der technisch-iatrogene Zwischenfall

Er kann am besten durch anatomisch-topographische Informationen und Überlegungen vor Therapiebeginn und durch Vorsicht vermieden werden.

Die unbeabsichtigte intravasale Injektion kann durch zweimalige Aspiration, wobei zwischen erster und zweiter die Nadel um 180 Grad gedreht wird, vermieden werden. Außerdem werden die Folgen der intravasalen Injektion minimiert, wenn man auf die Therapie mit geringen Dosen eingestellt ist.

Die Injektion in hirnwärts ziehende Gefäße ist bei den in diesem Kompendium beschriebenen Techniken praktisch nicht möglich. Die Folgen eines solchen Zwischenfalls sind cerebrale Krämpfe, die durch sofortige Injektion von Diazepam-Präparaten (z.B. Valium[R]) oder auch durch Barbiturate behandelt werden müssen.

2. Zwischenfälle durch Lokalanästhetika

Allergien sind extrem selten – bei Procainpräparaten relativ häufiger als bei Lidocainpräparaten. Sie werden mit den üblichen Antiallergika behandelt

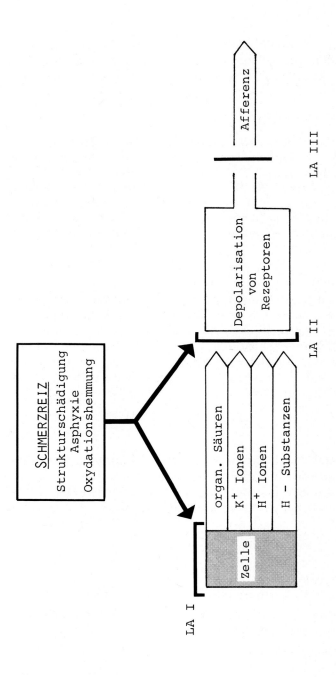

Dreifache Wirkung des Lokalanästhetikums (LA) nach Fleckenstein

LA I   = protektiver Effekt auf die Zellmembran
          (Abgabe von Mediatoren verhindert)

LA II   = Verhinderung der Depolarisation sensibler Nervenendigungen

LA III = Leitungsunterbrechung in sensiblen Nerven

15

und bedürfen nur in seltenen Ausnahmefällen, wie zum Beispiel Glottisödem, Intensivmaßnahmen. Da der Grad allergischer Reaktionen auch expositionsabhängig ist, verlaufen sie bei den üblichen neuraltherapeutischen Dosierungen auch meist milde.

Überempfindlichkeit gegen Lokalanästhetika

Auch diese sind bei Procain- und Lidocainpräparaten extrem selten. Sie müssen wie Schocksymptome behandelt werden, wobei vor allem reichlich Sauerstoff gegeben werden soll und durch künstliche Beatmung (notfalls Mund-zu-Mund) und Herzmassage Atmung und Kreislauf aufrechterhalten werden muß. Weiterbehandlung bei Intensivbeobachtung ist in schweren Fällen wegen eventueller Spätkomplikationen angezeigt. Wegen des primär nicht abschätzbaren Verlaufs ist frühzeitig für vasalen Zugang durch Verweilkanüle zu sorgen.

Vegetative Schockreaktionen

Wie bei jedem Eingriff, selbst bei Blutabnahmen, kann vor allem bei ängstlich gespannten Patienten eine mehr oder minder starke Schockreaktion auftreten. Die Intervention muß adäquat bleiben und reicht von Bein-hoch-Lagerung bis zur „großen Schockbehandlung". Gerade bei Patienten mit gutem Therapieerfolg sehen wir sie relativ oft als Kippreaktion, die vor allem durch vegetative und muskuläre Entspannung ausgelöst wird und die meist nicht mehr als Bein-hoch-Lagerung und Beobachtung von Puls und Atmung erfordert.

Überdosierung

Wie schon wiederholt gesagt wurde, kommt bei einer gekonnten Neuraltherapie Überdosierung kaum vor, und die berichteten ernsthaften Zwischenfälle stammen ausschließlich aus dem Bereich der Regionalanästhesie. Unter bestimmten Voraussetzungen kann es aber zu relativer Überdosierung kommen.

Zum Beispiel bei:

Intravasaler Injektion
Infiltration gefäßreicher Areale
Im sauren Milieu bei Urämie, Hyperthyreoidose und Entzündungen.

Auch der erhöhte Resorptionsdruck von höherprozentigen Lidocainpräparaten kann zu relativer Überdosierung führen.

In diesen Fällen muß die Dosis erheblich reduziert werden!

Die Zeichen der Überdosierung sind:

Kardiovaskulär:

Bradycardie — Reizleitungsstörungen — AV-Block — Verminderung der Inotrophie — Vasodilatation — Blutdruckabfall — Kreislaufstillstand.

Zentralnervös:

Übelkeit – Euphorie – Gähnen – Schwindel – Nervosität – Erregung – Ohrensausen – verschwommenes Sehen – Frösteln – Kopfschmerz – verwaschene Sprache – Tremor – Zuckungen – Somnolenz – Bewußtlosigkeit – tonisch-klonische Krämpfe – Atemlähmung.

Dazu kommen selten beobachtete Nebenwirkungen:

Methämoglobinbildung und maligne Hyperthermie.

Therapie der medikamentösen Nebenwirkungen:

Krämpfe:

Diazepam (Valium^R) i.v. – Sauerstoff – Kreislaufüberwachung.

Herz-Kreislaufstillstand:

Reanimation – Verweilkanüle – Adrenalin (0,5–1,0 mg auf 20 ml verdünnt) im Bolus – Kalzium – Bikarbonat

Nach Behebung des Stillstandes

bei Bedarf Antiarrhythmika
bei AV-Block I, II Atropin
bei defibrillationsresistentem Kammerflimmern und Arrhythmien Lidocain 1–2 mg/kg als Bolus.

PRAXIS DER NEURALTHERAPIE

In diesem neuraltherapeutischen Skriptum sollen nur die einfachsten Techniken dargestellt werden. Dies sind vor allem die Hautquaddeltechnik und die tiefe Infiltration an Trigger, Bändern, Kapseln und an das Periost. Auch für den Erfahrenen stellen diese einfachen Methoden das Gros seiner Behandlungen. Wie die Erfahrung lehrt, bestehen deutliche Wirkungsunterschiede zwischen der tiefen Infiltration oder der subcutanen Infilatration und der exakten Hautquaddeltechnik. Die Ursache dafür ist darin zu suchen, daß die sensiblen Nerven im Bereiche der Cutis keine Markscheiden mehr haben und daß sie daher durch geringste Mengen des Lokalanästhetikums ausgeschaltet werden. Dadurch werden aber eine Vielzahl von Afferenzen, die in der Gatekontrolle verarbeitet werden müßten, abgeschaltet und die Menge der sensorischen Signale nimmt ab, wodurch eine Entlastung der Hinterhorntransmissionszellen durch Abnahme der sensorischen Reizüberflutung gegeben ist. Ähnliche Verhältnisse liegen vor bei der tiefen präperiostalen Infiltration, z.B. an den Dornfortsätzen oder den Laminae der Wirbelkörper, an das os pubis und an Bändern etc.

Weiters ist wichtig zu wissen, daß in der Haut durch Überschneidung der Endversorgung der sensorischen Nerven besonders sensible Hautstellen entstehen. Dies ist nach *Melzack* die funktionell-anatomische Grundlage des Akupunkturpunktes. Der Neuraltherapeut ist gut beraten, wenn er bei der Quaddelung diese besonders sensiblen Punkte berücksichtigt, da er dadurch die Endverzweigung mehrerer sensorischer Nerven ausschaltet und so eine wesentlich stärkere Abnahme der Afferenzen erzielt. Dazu kommt, daß im Symptomgebiet diese Strukturen hypersensibel sind, sodaß durch die Anästhesie dort mehr Afferenzen unterdrückt werden als durch gleiche Techniken in symptomfreien Arealen.

Die Hautquaddel:

Nadel: 0,4x20

Nach Desinfektion der Haut soll bei gespannter Haut die 20er, maximal 18er Nadel in ganz flachem Winkel exakt in die Haut eingestochen werden, worauf mit sanftem Druck 0,1 – 0,2 ml des Lokalanästhetikums injiziert werden. Die richtig sitzende Quaddel stellt sich als blasse Erhebung in der

Cutis dar. Erscheint diese nicht, wurde subcutan injiziert. Bei sehr schlaffen Hautstellen, vor allem manchmal am Abdomen, empfiehlt es sich, eine Hautfalte abzuheben und an der höchsten Stelle der Falte die Quaddel zu setzen.

Infiltrationstechnik:

Nadel nach Tiefe: 0,4x20, 0,5x42 dental, 0,6x60

Mit den tiefen Infiltrationstechniken werden meistens Maximalpunkte (Triggerpoints) der Muskulatur behandelt. Dabei wird der Ort des optimalen Therapieansatzes durch vorhergehende Palpation und eventuell auch durch Schmerzpalpation bestimmt. Bei der Infiltration, die schmerzhaft sein kann, aber nicht muß, spürt man in der Tiefe des Maximalpunktes deutlich verhärtetes Gewebe und hat einen höheren Widerstand beim Anstechen. Weiters werden tiefe Infiltrationen meistens zur Behandlung von Gelosen angewendet. Auch dabei muß vorher die Gelose in ihrer Abgrenzung palpiert werden, wonach im Zentrum angestochen und infiltriert wird.

Weitere Indikationen für die Infiltrationstherapie sind Muskelansätze, die meistens auch Triggerpoints entsprechen, und präperiostale Infiltrationen im Bereich des Achsenskelettes sowie die Bänder im Bereich der großen Gelenke.

Bei exakter Stichtechnik sollen pro tiefe Injektion nie mehr als 2 ml gegeben werden, meist genügen aber 0,5 ml.

Bei Anwendung der Trigger-point-Technik ist es gut zu wissen, daß die Infiltration einzelner Punkte nichts bringt, daß aber gute Erfolge erzielt werden können, wenn alle empfindlichen Punkte behandelt werden.

ANWENDUNGSGEBIETE DER NEURALTHERAPIE

1. Quaddeltherapie zur Störfeldausschaltung

1.1. Quaddelung in Reflexzonen

Wie schon mehrfach erwähnt, wird die Quaddelung in den Reflexzonen bestimmter Organe nicht nur als Zusatztherapie bei der Behandlung dieser Organe angewendet, sie kann auch als Störfeldtherapie eingesetzt werden, wenn das zugehörende Organ als Störfeldträger an der Auslösung der Symptome ursächlich beteiligt ist. In dieser Indikation bringt die Quaddeltherapie gute Erfolge bei Tonsillen, Mastoid, Auge und Kieferhöhle sowie bei Lunge und Beckenorganen und selbstverständlich auch beim Störfeld Wirbelsäule.

Die Quaddeltherapie kann aber bei jedem anderen Organ in dieser gleichen Indikation versucht werden.

1.2. Behandlung des Störfeldes Narbe

Nadel: 0,5x42 dental

Narben haben oft Störfeldcharakter, allerdings nicht in ihrer ganzen Ausdehnung, sondern nur an umschriebenen Stellen, an denen es zur Defektheilung gekommen ist. Bei Operationsnarben ist das meist das Gebiet, wo ein Drain gelegen hat bzw. wo Dehiszenzen waren. Auch hier hilft wieder die Palpation, die störfeldverdächtigen Narbenteile aufzudecken, da dort eindeutig Verhärtungen, manchmal auch Einbeziehungen feststellbar sind. Die *Narbe* ist dort *weniger verschieblich* und häufig auch *empfindlicher.* Bei älteren Narben können in dieser Gegend auch zarte Teleangiektasien festgestellt werden.

Zur Behandlung gibt es prinzipiell zwei Techniken.

Bei der einen verwendet man eine lange Nadel, sticht an einem Ende der Narbe ein und schiebt die Nadel in flachem Winkel unter der Narbe infiltrierend vor.

Die zweite Technik nimmt eine zarte Nadel, punktiert die Narbe in ungefähr 1/2 bis 1 cm Abständen und setzt an jedem Stich ein kleines Depot. *Unbedingt soll palpatorisch festgestellt werden, ob in der Tiefe Granulome vorhanden sind, da häufig auch diese Störfeldcharakter haben* und daher umspritzt werden müssen.

20

In besonderem Maße sind *störfeldverdächtig:*

Alle Narben nach eitrigen Prozessen
Narben nach Zahneiterungen in der Gingiva
Am Unterkiefer Narben nach durchgebrochenen Kiefereiterungen
Narben nach komplizierten Appendectomien
Narben nach P.S.-Heilungen

In jeder *Operationsnarbe jene Stelle, wo ein Drain gelegen hat,* vor allem bei

Thorakotomien und
Cholezystektomien.

Ein oft übersehenes Störfeld ist der *Stichkanal in perforierten Ohrläppchen,* palpatorisch findet man dort häufig Granulome, und es sind nicht selten von diesen Granulomen ausgehend Sekundenphänomene auslösbar.

Auch der Nabel ist eine Narbe, die, besonders bei Störungen im jugendlichen Alter oder die in der Jugend begonnen haben, eine Rolle spielen kann. Verdacht ist gegeben, wenn die Frage nach verzögerter Heilung oder nach Nabelekzem im Säuglingsalter bejaht wird.

2. Behandlung im Schädelbereich

Bei allen Beschwerden und vor allen Dingen Schmerzsymptomen im Kopfbereich bietet die Neuraltherapie gute Behandlungschancen, doch sollte immer daran gedacht werden, daß

a) *vor jeder Therapie intracranielle Prozesse ausgeschlossen werden müssen* und daß

b) *gerade im Kopfbereich das Herd-Störfeldgeschehen die führende Rolle spielt.*

Weiters muß daran erinnert werden, daß bei Kopfschmerzen aller Art *Funktionsstörungen der oberen HWS als Auslöser oder zumindestens als Aggravationsfaktoren eine hervorragende Rolle spielen können und daß auch innere Organe im Kopfbereich Reflexzonen aufweisen.*

2.1. Der Dornenkranz

Der Dornenkranz ist eine Basistherapie, die immer angewendet werden kann, wenn unklare Beschwerdebilder im Kopfbereich bestehen, und die auch zusätzlich bei lokalisierten Schmerzzuständen gegeben werden soll. Weiters soll er auch als *Basistherapie bei cerebralen Funktionsstörungen* angewendet werden. Bei diesen leistet er gerade bei *präsenilen Störungen* der Merk- und Erinnerungsfähigkeit, bei der Klage über erschwerte Gedankenabläufe und bei zentral verursachten Störungen der Vegetativfunktionen Gutes.

Es werden an der größten Zirkumferenz des Schädels in regelmäßigen Abständen 6–8 Quaddeln gesetzt,wobei von der Quaddel auf die Kopfschwarte durchgestochen werden soll, um auch diese zu infiltrieren. Aus den oben angeführten Gründen sollte zusammen mit diesem Dornenkranz immer je eine

Quaddel zwischen Mastoid und Hinterhauptschuppe sowie im Winkel zwischen Erector und Hinterhauptschuppe gegeben werden.

2.2. Temporaler Kopfschmerz

Dabei sollte immer das Kiefergelenk auf Druckschmerzhaftigkeit überprüft werden, da seine Dysfunktionen diesen Schmerz auslösen können. Ist dies der Fall, genügt eine Quaddel bzw. eine tiefe Infiltration auf den Bandapparat des Gelenkes. Der Maximalpunkt des Musculus temporalis ist leicht zu finden und häufig auch ohne ausgeprägte Schmerzsymptome druckempfindlich. Er sollte in jedem Fall gequaddelt und infiltriert werden. Gleichfalls empfiehlt sich eine Quaddelreihe über der Arteria temporalis, die leicht durch Pulstastung zu finden ist. Auch dieses Gefäß kann umflutet werden.

2.3. Nuchale Schmerzzustände

Nadel 0,4x20, 0,5x42

Bei nuchalen Schmerzzuständen ist immer an die Funktionsstörungen der Kopfgelenke bzw. der HWS als Starter zu denken. Bestehen Druckpunkte in diesem Bereich, so sind diese unbedingt mit Quaddeln und tiefer Infiltration zu behandeln. In jedem Fall soll entsprechend der palpablen Verspannungszone über nuchalen Muskelinsertionen am Occiput eine Quaddelreihe gesetzt werden, wobei hier leicht von den Quaddeln aus in die Tiefe infiltriert werden kann. Individuelle Maximalschmerzpunkte müssen unbedingt mitbehandelt werden, wobei die Nadel schräg cranio-caudal geführt wird! Aspirieren!

2.4. Frontkopfschmerz

Stirnkopfschmerzen sind häufig ausgelöst von Beherdung im Bereich von Oberkiefer, Zähnen und Sinus, aber auch Funktionsstörungen im Bereich der oberen HWS und der Kopfgelenke können die Rolle eines Starters übernehmen. In jedem Fall empfehlen sich Quaddeln an den typischen Stellen zur Behandlung des Sinus frontalis. Das ist im Winkel zwischen Os zygomaticum und Orbitarand, über dem Austrittspunkt des Nervus supraorbitalis und zwischen den Augenbrauen sowie an den typischen Punkten der Kopfgelenke, die schon beschrieben wurden. *Wegen eines möglichen Zusammenhanges mit Kopfgelenken nicht die dorsalen Quaddeln vergessen!* Die unmittelbare Anästhesie der Nn. supraorbitales ist nicht nötig.

2.5. Behandlung der Nebenhöhlen

Sinus frontalis

Die Quaddelung entspricht der des Stirnkopfschmerzes

Sinus maxillaris

Die typischen Punkte sind wieder im Winkel zwischen Os zygomaticum und Orbitarand, über der Austrittsstelle des Nervus infraorbitalis und in der Nasolabialfalte neben dem unteren Rand des Nasenflügels. Für den Patienten

22

wesentlich angenehmer ist allerdings ein prämaxilläres Depot in der fossa canina, gespritzt aus der Gingivaumschlagfalte, Einstich zwischen regio 3 und 4 oben. Nadelführung schräg nach oben und lateral, bis Kontakt mit dem Os maxillaris besteht. Dort ein Depot von 0,5 – 1 ml setzen. Der Patient sollte auf die Anästhesie der Oberlippe vorbereitet werden. Quaddelung bzw. tiefe Infiltration der Nackenpunkte im Winkel zwischen Occiput und Mastoid, bzw. zwischen Occiput und Erektor darf nicht vergessen werden!!

Schon hier soll darauf verwiesen werden, daß beim Störfeld Kieferhöhlen häufig Beherdungen der Oberkieferzähne als Starter in Frage kommen, da diese durch die sino-alveoläre Grenzostitis (Durchwanderungsostitis) den Kieferhöhlenboden mitaffizieren können. Es empfiehlt sich, in jedem Fall auch den Oberkiefer nach Narben abzusuchen, die durch Operationen oder durchgebrochene Eiterungen entstanden sind.

Tonsillen

Siehe Kapitel Hals

2.6. Ohr – Mastoid

Erkrankungen von Ohr und Mittelohr sind eine Domäne der ersten Lebensjahre, daher werden sie nur ganz selten in der Anamnese angegeben. Es empfiehlt sich in jedem Fall die Palpation der Mastoide. Die Verschieblichkeit der Haut ist im positiven Fall immer vermindert. Eine Fehlerquelle besteht allerdings bei Blockierung der Kopfgelenke, die ebenfalls zu Veränderungen des subcutanen Bindegewebes und der Cutis im Mastoidbereich führen. Bei Beschwerden im oberen Cervicalbereich muß allerdings immer an Erkrankungen von Ohr und Mittelohr gedacht werden.

Quaddelung über dem Mastoid und präperiostale Infiltration in diesem Bereich.

Quaddelung vor dem Antitragus in Höhe des Gehörganges (in der Akupunktur „Tor des Ohres").

Die Technik ist bei jeder entzündlichen Erkrankung zur Unterstützung der übrigen Therapie und bei allen Schwindelzuständen angezeigt, aber auch zur Ausschaltung des Störfelds Ohr.

2.7. Augen

Bei Conjunktividen, aber auch zur Unterstützung der Behandlung von Skotomen, Iritiden und anderen Augenerkrankungen empfiehlt sich die Quaddelung folgender Punkte:

Entsprechend dem Stirnkopfschmerz,
in der Mitte zwischen den Augenbrauen
über dem Zentrum der Pupille in der Mitte der Stirne
unter dem Zentrum der Pupille am unteren Rand des Os maxillaris
im Winkel zwischen Orbitarand und Os zygomaticum.

In jedem Fall sollen auch die Nackenpunkte im Winkel zwischen Mastoid und Hinterhauptschuppe und im Winkel zwischen Erector und Hinterhauptschuppe gequaddelt oder tief infiltriert werden.

3. Behandlung im Halsbereich

3.1. Tonsillen — Tonsillektomienarben

Tonsillitis chronica beziehungsweise Narben nach Tonsillektomie sind in unseren Breiten zweifellos die häufigsten Störfelder mit hoher Pathogenität. Der Störfeldverdacht ist durch Verdickung der Haut unter dem Kieferwinkel gegeben (Hautfalte!). Bei direkter Inspektion ist das Störfeld „Tonsillitis chronica" daran erkennbar, daß die kleinen Tonsillen kaum sichtbar hinter einem lividen Gaumenbogen verborgen sind. Wahrscheinlich gehen die Störsignale nicht von den Tonsillen, sondern von dem gleichfalls veränderten Tonsillenbett aus.

Die störfeldverdächtigen Tonsillektomienarben sind entweder perlmutterweiß und stark eingezogen — dann ist ihre Störwirkung an der Verspannung des M. Sternocleidomastoideus und auch des Platysmas erkennbar —, oder die Narbe ist flach und liegt in livide verfärbter Schleimhaut.

Indirekte Technik

Nadel 0,4x20

Quaddel in der verdickten Haut unter dem Kieferwinkel, die mehrfach in kurzen Abständen wiederholt werden müssen. Damit ist nicht selten voller Erfolg erzielbar. Wenn er nicht eintritt, so kann die direkte Umflutung noch immer zum Ziel führen.

Direkte Methode (Umflutung)

Nadel 0,5x50, 0,6x60

Bei etwas retroflektiertem Kopf und geöffnetem Mund wird die Zunge mit dem Spatel nach medial gedrängt. Bei etwas schräg-lateraler Nadelführung erfolgt der erste Stich am unteren Ende des Gaumenbogens — Stichtiefe 2—3 mm! Aspirieren! Der zweite Stich wird über den oberen Tonsillenpol gesetzt. Stichtiefe 2—3 mm! Aspirieren! Immer beide Tonsillen behandeln — nie in die Tonsille stechen.

Tonsillektomienarben werden mit den gleichen Nadeln behandelt und entweder im Zentrum angestochen und so unterspritzt, oder es wird vom Rand ausgehend die Nadel unter die Narbe geschoben.

Auch hier sollte zuerst die indirekte Methode versucht werden.

M E R K E:

Die akute Tonsillitis ist eine Krankheit und kein Störfeld.

3.2. Larynx

Nadel 0,4x20

Bei Heiserkeit, Dysphagie und chronischer Laryngitis sind Quaddeln in der Medianen über Zungenbein und Schildknorpel sowie an deren lateralen Begrenzungen wirkungsvoll. Dazu auch Quaddeln im Nackenbereich und, wenn Druckschmerz besteht, über dem Trigger des M. sternocleidomastoideus. Immer sollte auch an ein oro-nasales Störfeld gedacht werden.

3.4. Thyreoidea

Nadel 0,4x20

Die Neuraltherapie ist vor allem bei vegetativer Dystonie angezeigt und wird gerne kombiniert mit Therapie der Beckenorgane. Sie besteht in Quaddelung am medialen Rand des Sternocleidomastoideus. Damit ist meist die gleiche Wirkung zu erzielen wie mit der direkten Injektion in die Thyreoidea. Bei letzterer muß immer aspiriert werden, um intravasale Injektion zu vermeiden.

Nackenquaddeln in Höhe der Thyreoidea und Behandlung der Sternocleidomastoideus-Trigger verstärken die Wirkung.

4. Halswirbelsäule

Lokalisation der Nackenquaddeln:

Prinzipiell bestehen zwei Möglichkeiten, nämlich eine Quaddelreihe über den Dornfortsätzen und paravertebral (siehe Bild) sowie eine aus der Akupunktur übernommene Kombination, die üblicherweise als „Spinne" bezeichnet wird.

Die Punkte der Spinne sind:

a) Im Winkel zwischen Mastoid und Occiput
b) Im Winkel zwischen Erector und Occiput
c) Über dem Dornfortsatz C7
d) Mitte Trapeziusrand
e) Oberhalb des medialen Endes der Spina scapulae

Individuelle Hauptschmerzpunkte können palpatorisch erfaßt werden und sollen auf jeden Fall gequaddelt und von der Quaddel ausgehend tief infiltriert werden.

4.1. Cercivalsyndrom, cervical bedingte Cephalea

Neben den angegebenen Standardquaddeln soll über dem nuchalen Muskelansatz am Occiput gequaddelt werden. Es kann auch der ganze Muskelansatz tief bis präperiostal infiltriert werden (nuchaler Block).

4.2. Schulter-Arm-Syndrom

Schon hier soll darauf verwiesen werden, daß gerade beim Schulter-Arm-Syndrom sehr häufig Funktionsstörungen im Bereich der unteren HWS und/oder der oberen BWS (cervico-thorakaler Übergang) als Auslöser oder als Verstärkungsfaktor eine Rolle spielen. Es empfiehlt sich daher nach Funktionsprüfung in diesem Bereich hier intensive Quaddelung und eventuelle tiefe Infiltration. Dabei sollten vor allem individuelle Schmerzpunkte und palpable Hartspann-Züge, Dornfortsätze, Querfortsätze und Ligamenta interspinosa behandelt werden! Fast immer besteht auch oro-nasale Beherdung, die behandelt werden muß.

5. Thorakalbereich

Der Thorakalbereich ist dadurch gekennzeichnet, daß ausstrahlende Schmerzsyndrome in wesentlich geringerem Maße zu beobachten sind als in HWS und LWS. Andererseits sind im Thorakalbereich Reflexzonen aller inneren Organe zu finden, sodaß durch die Visceroreflektorik Spannungen, Druckgefühl und auch Schmerzen ausgelöst werden können (refered pain).

5.1. Interscapularsyndrome (Dorsalgien)

Diese vor allem bei Frauen häufige Symptomatik ist gut behandelbar durch Quaddelreihen am medialen Schulterblattrand, in der Fossa suprascapularis und paravertebral. Da häufig Funktionsstörungen im Bereich der Bewegungssegmente D3—D4 und C3—C4 zu beobachten sind, ist diesem Bereich besondere Aufmerksamkeit zu widmen. Quaddeln über Dornfortsätzen und präperiostale Depots an Dornfortsätzen und Wirbelbogen sind im zutreffenden Fall angezeigt.

5.2. Präcardiale Schmerzen

Hier muß differenziert werden zwischen echten ischämischen Zustandsbildern bzw. Entzündungsprozessen im Bereich des Herzens und seiner serösen Häute und präcardialen Schmerzen, die durch Funktionsstörungen im Bereich D3, D4, D5 verursacht sind. Es ist selbstverständlich, daß keine Neuraltherapie ohne vorherige kardiologische Abklärung durchgeführt werden kann.

Andererseits kann aber auch die internistische Therapie durch neuraltherapeutische Maßnahmen unterstützt werden. Wird ein Patient mit coronarer Ischämie nach Neuraltherapie schmerzfrei, muß er zu weiterer konsequenter Medikation angehalten und darauf verwiesen werden, daß dadurch sein Leistungslimit nicht erhöht wurde und daß nun ein Warnsignal fehlt!

Liegen Schmerzen im Sinne der Pseudo-Angina-Pectoris, also vertebrobzw. costoarticulär bedingt, vor, so müssen primär die gestörten Gelenke behandelt werden. Dies wieder in typischer Weise durch Quaddelung, Infiltration des verspannten Erectors, am Wirbelkörper bzw. der Costotransversalgelenke. Im vorderen Thoraxbereich werden in jedem Fall Quaddeln an den Maximalpunkten weitgehend zur Schmerzminimierung beitragen.

5.3. Atemstörungen, Bronchitis, Broncho-Obstruktion

Die typische Methode ist die Quaddelung des thorakalen Raumes; dabei werden entsprechend dem Verlauf eines Hosenträgers an symmetrischen Stellen der Brust und des Rückens Quaddelreihen gesetzt. Zusätzlich empfiehlt sich nach den Erfahrungen der Akupunktur Quaddelung neben dem 3. und dem 7. Brustwirbeldorn sowie in der Mitte des Sternums. Bei schweren Atemstörungen, auch beim Emphysem sind Quaddeln entlang des Rippenbogens angezeigt, wobei von der Quaddel ausgehend auch die tieferen Schichten bis vor das Periost der Rippen infiltriert werden sollen. Der thorakale Raum kann aber auch Störfeld sein, dessen Fernwirkung durch die Quaddelung aufgehoben werden kann. In jedem Falle thorakaler oder broncho-pulmonaler Krankheiten und Funktionsstörungen muß mit oronasaler Beherdung, vor allem in den Nebenhöhlen, gerechnet werden. Entsprechende Untersuchungen und eventuelle Probebehandlungen sind daher angezeigt.

5.4. Organreflektorische Beschwerden

Zur Behandlung von organreflektorischen Verspannungszonen, aber auch zur unterstützenden Behandlung der erkrankten Organe muß primär die Reflexzone palpatorisch erfaßt werden. Auch der wenig Geübte findet diese mit zartem Bindegewebsstrich wie schon beschrieben. Im Bereich dieser Zonen sollen Quaddelreihen sowohl mediosternal als auch medioabdominal, paravertebral und an Maximalpunkten gesetzt werden. Besonders wirkungsvoll sind präperiostale Depots an den Bewegungssegmenten der Projektionszonen und die tiefe Infiltration der Trigger.

6. Abdomen

In diesem Bereich darf bei Überlegungen zu topographisch-reflektorischen Beziehungen nicht vergessen werden, daß die Dermatome vorwiegend aus den Thorakalsegmenten versorgt werden und daß sie vorne schürzenähnlich nach unten gezogen sind. Ferner sind die Abdominalmuskeln ebenfalls aus den Thorakalsegmenten versorgt.

Auch hier gilt wieder, daß

vor jeder Neuraltherapie eine weitest mögliche diagnostische Abklärung des visceralen Status unbedingt angezeigt ist.

Ein oft beobachteter Fehler ist, daß bei den verschiedenen Krankheitsbildern nur die Vorderseite, also die Bauchdecke behandelt wird.

Eine Optimierung des Behandlungsergebnisses ist aber nur dann zu erwarten,

wenn gleichzeitig *paravertebral Quaddeln gesetzt werden bzw. wenn gleichzeitig gestörte Bewegungssegmente in thorakolumbalen Übergang oder im
Lumbalbereich mitbehandelt werden.*

6.1. Oberbauchorgane

In jedem Fall empfehlen sich die Quaddelung und präperiostale Depots am
homolateralen Rippenbogenrand, bei Leber-Gallenblasen- und Magen-Duode-
num ist dies unbedingt notwendig.

Je nach Spannungs- bzw. Schmerzsymptomatik ist eine mediale und/oder
pararektale Quaddelreihe im Oberbauch angezeigt. Bei Magenbeschwerden
ist ein typischer Druckpunkt an der Grenze des oberen zum mittleren Drittel der Medio-Abdominallinie zu finden. Hier wird typischerweise eine
Quaddel gesetzt. Die zugehörige dorsale paravertebrale Quaddelreihe wird
typischerweise zwischen Th9 und L2 gesetzt. Auch hier ist die Frage, ob ein-
seitig, beidseitig, höher oder tiefer, nach den Spannungs- und/oder Schmerzsymptomen zu entscheiden. Präperiostale Depots an den Dorn- und Querfortsätzen sowie an den Wirbelbögen der entsprechenden Bewegungssegmente sowie Quaddelung in diesem Bereich sind unbedingt angezeigt.

6.2. Unterbauchorgane

Zur Behandlung der Unterbauchsymptomatik empfiehlt sich an der ventra-
len Seite des Abdomens eine horizontale Quaddelreihe zirka 2 Querfinger
unterhalb des Nabels und ebenfalls eine mediale Quaddelreihe, wobei die
Auswahl der Lokalisation wieder dem Schmerzgeschehen und dem Verspan-
nungszustand der Bauchdecke folgen muß.

Die paravertebrale Behandlung wird in diesem Fall zirka bei L2 beginnen und
bis in den Beckenbereich fortgesetzt werden. Häufig ist es notwendig, zusätzliche Quaddeln über dem Ileo-Sakralgelenk und über dem Sakrum zu setzen,
wobei auch hier dem Spannungszustand und der Schmerzsymptomatik die
führende Rolle zukommt.

6.3. Behandlung der Beckenorgane

Bei Dysfunktionen der Beckenorgane und auch wenn die Beckenorgane als
Störfeld in Frage kommen, kann mit Quaddelung in diesem Bereich Erstaun-
liches erzielt werden.

Ventral empfiehlt sich eine Quaddelreihe, die vom lateralen Ansatz des Pu-
partschen Bandes über die Symphysenmitte bis zur anderen Seite zum lateralen Ansatz reicht. Dabei sollte aber immer auch ein kleines Depot an den
Oberrand des Schambeinastes und der Symphyse gesetzt werden.

Dorsal ist in jedem Fall eine Quaddelreihe über dem Ileo-Sakral-Gelenk zu
setzen, das ein unmittelbares Reflexorgan der Beckenorgane ist. Auch hier
sind eine tiefe Infiltration der kurzen Ileosakralbänder bzw. präperiostale

Depots in diesem Bereich hochwirksam. Bei normalem Ernährungszustand genügt dabei die 20er Nadel.

Bei Affektionen von Prostata bzw. Uterus ist auch in der Mitte des Sakrums zu quaddeln, wobei auch tiefe Depots am Periost gesetzt werden können. Diese Region ist unmittelbare Reflexzone beider Organe.

Bei ca. 20% der indizierten Behandlungen der Beckenorgane ergibt die oben angeführte Methode der segmentalen Therapie unbefriedigenden oder keinen Effekt. Dann ist die suprapubische Injektion in das Spatium prävesikale angezeigt, die in Kursen erlernt werden soll.

Nadel 0,5x50, 0,6x60

Rückenlage-Lendenlordose ausgleichen!

Einstich 2 Querfinger oberhalb des Leistenbandes und 2 Querfinger medial des Femoralispulses. Stichrichtung auf den Oberrand des Schambeines. Bei Knochenkontakt Depot von 1 ml. Dann nach geringem Zurückziehen der Nadel Richtungsänderung, sodaß die Nadel an der Dorsalfläche des Os pubis in Richtung Anus gleitet. Nach 3—4 cm Aspiration und Injektion von ca. 3ml.

Beachte: Blase muß entleert sein! Bei starker Beckenneigung Haltungskorrektur bzw. Anpassung der Stichrichtung an diese Gegebenheit!

7. Schmerzsymptome der Lenden-Becken-Hüftregion

Bei allen Schmerzsymptomen der Lenden-Becken-Hüftregion ist es notwendig, primär die auslösende Funktionsstörung festzustellen und nicht am Schmerzbild des Patienten klebenzubleiben. Bei heftigen Schmerzen bestehen allerdings meist harte Verspannungen des Erectorsystems, wodurch eine palpatorische und funktionsorientierte Untersuchung in den Anfangsphasen nicht möglich ist. Daher muß sich der Einstieg in die Neuraltherapie bzw. in die Quaddeltherapie in dieser Anfangsphase mehr an den geklagten Schmerzen und an der muskulären Verspannung orientieren, während in späteren Behandlungsphasen, wenn schon gestörte Funktionen erfaßbar sind, diese behandelt werden müssen. Bei akuten Lumbalsyndromen ist es meist nicht möglich, mit Quaddeltherapie alleine ein befriedigendes Ergebnis zu erzielen, sie muß mit anderen Therapieformen kombiniert werden, wobei die Kombination durch die therapeutische Einstellung und den Ausbildungsstand des behandelnden Kollegen geprägt sein wird. In jedem Fall ist aber mit Segmenttherapie eine wesentliche Medikamentenersparnis zu erzielen. Schmerzfreie Lagerung ist unbedingte Voraussetzung für den Therapieerfolg.

7.1. Akutphase

Quaddelung über dem verspannten Erector, über dem Beckenkamm und über dem Ileo-Lumbalwinkel. In jedem Fall muß festgestellt werden, ob maximaler Druckschmerz über L4, L5, S1 und über den ISG nachweisbar ist. Falls dies zutrifft, sind auch dort Quaddeln bzw. tiefe Infiltrationen angezeigt. Druckdolente Dornfortsätze sind in jedem Fall zu quaddeln und direkt anzuspritzen.

Die Behandlung der muskulären Trigger ist unbedingt angezeigt. Infolge der Masse der Lumbalmuskulatur können sie relativ tief liegen und müssen mit der Nadelspitze „palpiert" werden. Es ist nötig, möglichst viele Trigger zu erfassen.

Auch die präperiostalen Depots an Dornfortsätzen und Laminae sind hochwirksam.

Die Notwendigkeit der multiplen Injektionen erfordert Sorgfalt bei der Nadelwahl! Die 0,5x42 Dentalnadel erweist sich als guter Kompromiß, da sie dünn ist und infolge ihrer Härte auch im verspannten Muskel gut geführt werden kann. Es sind mit ihr auch die meisten tiefen Trigger erreichbar.

M E R K E:

Auch hier gilt die Regel, daß jedes Ding zwei Seiten hat, auch unser Patient. Daher die Abdominalmuskulatur ansehen. Ist sie verspannt, wird sie bis zu ihrem Ansatz verfolgt und dort mit Quaddelreihen oder tiefen Depots am Periost behandelt. Auch Maximalpunkte der Mm.glutei müssen durch tiefe Infiltration mitbehandelt werden.

Behandlung der Schmerzausstrahlungen

In jedem Fall muß geprüft werden, ob die Schmerzausstrahlungen radiculärer oder pseudoradiculärer Natur sind, wobei pseudoradiculäre Symptome sich nicht an die bekannten Dermatomgrenzen halten, sondern entlang von Muskelfunktionsketten entsprechend der Verspannung der Muskulatur nach distal ziehen, keinen Lasègue, sondern einen Pseudolasègue bieten und keine Reflexanomalien und keine Fußheber- oder Fußstreckerschwäche aufweisen. Die Behandlung orientiert sich am Verspannungszug der Muskulatur, wobei gerade den Ansätzen der verspannten Muskeln besonderes Augenmerk zu widmen ist. Schwierigere Methoden, wie Nervenwurzelinfiltration, lumbale Grenzstranganästhesie, epidurale Anästhesie etc., gehören in die Hand des Geübten und sind nicht Gegenstand dieses Kompendiums.

Radikuläre Symptome müssen primär immer exakt neurologisch und morphologisch abgeklärt werden. Sind Lähmungserscheinungen nachweisbar, ist unbedingt die stationäre Abklärung bzw. Behandlung angezeigt. Sind bedrohliche Symptome nicht vorhanden, so muß über der affizierten Radix intensiv gequaddelt werden, wobei auch hier die tiefe Infiltration auf die Laminae der beteiligten Wirbel, die Dornfortsätze und Bänder durchgeführt werden soll.

Die wichtigste therapeutische Maßnahme ist aber die optimale schmerzfreie Lagerung.

7.2. Regressionsphase und chronisch gutartige Schmerzen

In diesen Stadien ist fast immer das Punctum maximum palpatorisch feststellbar, von dem auf die gestörte Funktion geschlossen werden kann.

Typische Zonen sind:

Paravertebral in Höhe der gestörten Bewegungssegmente.

Therapie: Trigger entsprechend Palpationsbefund, präperiostal Dornfortsatz (Spitze und seitlich), Lamina, Infiltration der Ligamenta interspinosa.

L5–S1 weist bei Störungen medial meist eine deutliche Schwellung der Subcutis auf, wobei ein deutlicher Druckschmerzpunkt am oberen Sakrum besteht.

Therapie: Dort ist ein präperiostales Depot zu setzen.

Sukkulenz und Verspannung im Winkel zwischen LWS und Os ilium sind typisch für Affektionen der Ligamenta iliolumborum.

Therapie: Infiltration der Ligamente.

Technik: Nadel 0,6x60, Einstich zwei Querfinger paravertebral, Richtung 45 Grad nach lateral und distal. Infiltration des Ansatzes am Os ilium. *Wichtig ist der Ausgleich der Lendenlordose durch richtige Lagerung des Patienten.*

Über dem Verlauf eines oder beider Iliosakralgelenke sind bei Funktionsstörungen des Gelenks (der Gelenke) teigige Schwellungen oder harte Stränge zu tasten, die auf Funktionsstörungen hinweisen. Bei chronischen Formen sind harte Gelosen verschiedener Größe palpabel.

Therapie, Technik: Neben einer Quaddelreihe über dem Gelenksverlauf, Depots in die kurzen Iliosakralbänder und/oder präperiostal (diese Technik bringt mehr als die direkte Infiltration des Gelenkes) Einstich knapp medial der Verbindungslinie Spina iliaca posterior superior – inferior, Stichrichtung nach lateral. *Neigung des Beckens beachten. Der Knochenkontakt ist nach 2–5 cm vorhanden, wenn nicht, Einstich und/oder Stichrichtung ändern.*

Verspannung der Mm. glutei bei Ausstrahlung.

Die Subcutis ist meist so deutlich verändert, daß die Muskel- und Schmerzpalpation überflüssig ist. Typische Trigger liegen unter der medialen Crista iliaca (M. gluteus medius) und im oberen medialen Quadranten (M. gluteus maximus); diese sollten mit mindestens 5 cm langer Nadel bis ans Periost infiltriert werden, wobei sich „fächern" empfiehlt (Nadel etwas zurückziehen und mit geringer Änderung des Winkels wieder ans Periost vorschieben). Die Stichrichtung 45 Grad nach proximal und medial; da die Punkte deutlich dolent sind, ist der Einstich nicht zu verfehlen.

8. Behandlung der großen Gelenke

Bei Schmerzzuständen im Bereich der großen Gelenke ist stets auf Kapsel, Bänder und Muskelansätze in ihrem Bereich zu achten, da dort die Maximalschmerzpunkte liegen. Außerdem muß bei jeder Behandlung eines großen Gelenkes auch auf die Nachbargelenke geachtet werden. Häufig sind Schmerzen in einem Gelenk durch Muskelverspannungen, die von anderen Gelenken reflektorisch ausgelöst werden, bedingt.

Generell können folgende Quaddelungen differenziert werden:

a) Im Bereich des Gelenkspaltes bzw. der Gelenkszirkumferenz
b) Maximalpunkte an den Muskelansätzen
c) Behandlung der Nachbargelenke
d) Behandlung der das Gelenk bewegenden oder das Gelenk überschreitenden Muskulatur
e) Die intraartikuläre Injektion sollte dem Orthopäden oder einer Fachabteilung überlassen werden. Sie ist auch bei chronischen *Gelenksbeschwerden ohne Erguß nicht indiziert.*

8.1. Schultergelenk

Gerade bei allen Schmerz- und Verspannungszuständen im Schulterbereich ist daran zu denken, daß häufig Funktionsstörungen im Bereich der HWS und oberen BWS sowie ev. auch im Ellbogengelenk das Beschwerdebild auslösen können oder daß mit deren Behandlung eine wesentliche Erleichterung der Schulterschmerzen zu erzielen ist. Das gleiche gilt für das Sternoclaviculargelenk, bei welchem vor allem auf eine Verspannung des M.Sternocleidomastoideus geachtet werden sollte, und das Acromioclavikulargelenk, dessen Schmerzen nicht selten durch Verspannung des unteren Trapeziusrandes bei Funktionsstörung im Bereich BW 7—9 ausgelöst werden.

Die typische Quaddelreihe reicht von der vorderen Axillarlinie über die größte Zirkumferenz der Schulter zur hinteren Axillarlinie. Maximalpunkte sind unbedingt mitzuquaddeln. Wesentliche Verbesserung des Therapieergebnisses kann durch Quaddelung der Maximalpunkte im Bereich der Schulterblattmuskulatur und durch paravertebrale Quaddeln im cervico-thorakalen Übergang erzielt werden. Bei Palpation an Oberarm- und Unterarmmuskulatur vor allem in den Streckern des Unterarmes sind immer Druckpunkte zu finden, deren Quaddelung empfehlenswert ist.

8.2. Ellbogengelenk

Auch vor Behandlung des Ellbogengelenkes soll die Funktion im cervicothorakalen Übergang der Wirbelsäule untersucht werden, und bei Auffälligkeiten müssen unbedingt in diesem Bereich paravertebrale Quaddeln gesetzt werden.

Die typischen Quaddeln zur unmittelbaren Behandlung des Ellbogengelenkes liegen über den beiden Epicondylen und über dem Olecranon sowie neben dem Ansatz der Triceps-Sehne. Außerdem ist in der Ellbeuge zu quaddeln. Auch bei Schmerzen und Funktionsstörungen im Bereich des Ellbogengelenkes sind Maximalpunkte vorwiegend in der dorsalen Unterarmmuskulatur, aber auch am Oberarm zu finden, die mitzuquaddeln sind. Das quaddelnahe Periost und die Trigger sollten direkt behandelt werden.

8.3. Handgelenk

Bei Schmerzangabe im Handgelenk ist immer auf evt. Reizzustände im Bereich der multiplen, das Handegelenk überspannenden Sehnen zu achten, da Handgelenksbeschwerden meist Sehnenbeschwerden in diesem Bereich sind. Kontusionen des Ellbogengelenkes sind oft Auslöser chronischer Schmerzzustände im Handgelenk. Hinweise erhält man durch die maximal verspannte Unterarmmuskulatur und Druckpunkte im Ellbogenbereich.

Die typischen Quaddeln sind über den beiden Processi styloidei und über der Zirkumferenz des Handgelenkes, wobei am quaddelnahen Periost je 0,5 ml deponiert werden sollen. Auch hier sind zusätzliche Maximalpunkte im Bereich des Unterarms und des Handrückens zu finden.

8.4. Das Ileo-sacral-Gelenk

Das Ileo-sacral-Gelenk ist eigentlich kein echtes Gelenk, doch spielt es als Verbindung zwischen Beckenschaufel und Kreuzbein eine wichtige Rolle bei allen das Becken bewegenden Haltungs- und Bewegungsvorgängen. Das Ileo-sacral-Gelenk ist bei den meisten Schmerzzuständen des Lenden-Becken-Hüftbereiches teils ursächlich, zum größeren Teil aber infolge muskulotonogener Funktionsstörungen beteiligt. Daraus ergibt sich, daß bei allen Lumbalgieformen auf die Funktion des Ileo-sacral-Gelenkes geachtet werden soll und daß seine Behandlung in einem Großteil der Fälle eine wesentliche Besserung herbeiführen kann. Bei geringer Fettschicht ist seine Palpation einfach, man spürt den Rand des Os ileum, medial davon ist der Bandapparat des Ileo-sacral-Gelenkes, der infiltriert werden muß. Bei der häufigen Polsterung in diesem Bereich hilft einem der

Merksatz: „Das Ileo-sakral-Gelenk ist immer weiter distal und weiter medial, als man glaubt."

Die typische Behandlung der kurzen Bänder erfolgt einerseits durch Quaddelung entlang dem medialen Rand des Os ileum.

Andererseits kann auch mit einer 20er Nadel der Bandapparat des Gelenkes, von medial nach lateral vorgehend, infiltriert werden. Der Einstich liegt knapp medial der Verbindungslinie Spina iliaca posterior superior − inferior. Stichrichtung nach lateral. *Beckenneigung beachten!*

Nicht selten ist auch der Ansatz des langen Iliosakralbandes und des Ligamentum sacro-tuberale im Bereich der posterioren Spina iliaca druckempfindlich. Auch hier genügt meist die Nadel 0,4x20 zur Behandlung mit einem 1 ml-Depot.

8.5. Das Hüftgelenk

In ganz seltenen Fällen ist das Hüftgelenk alleine erkrankt, daher ist gerade bei seiner Behandlung das Mitbehandeln der benachbarten Gelenke, vor allem der Ileo-sacral-Gelenke, der lumbalen Wirbelgelenke und des Knies, je nach Lage der Funktionsstörungen angezeigt. Infolge der hier ausgeprägten Muskulatur ist eine unmittelbare Beeinflussung des Gelenkes mit der kurzen Nadel nicht möglich und der Behandler in hohem Maße auf das Auffinden individueller Maximalschmerzpunkte angewiesen.

Typische Behandlungsstellen sind:

Quaddelung über dem Trochanter major, wobei von den Quaddeln ausgehend ein präperiostales Depot gesetzt werden soll.

Über der Fossa ovalis unter dem Pubartschen Band.

Über dem Musculus piriformis, der vom Sacrum zum Trochanter zieht.

Der Maximalpunkt des M. Gluteus medius und minimus (Punkt D der Manualmedizin) sowie

druckschmerzhafte Punkte im Bereich der lateralen Fascia lata.

Zur direkten Behandlung des Hüftgelenkes bevorzugen wir den direkten Zugang von vorne. Der Patient liegt auf dem Rücken. Bei gering gebeugtem Knie liegt die Ferse des behandelten Beines auf dem Sprunggelenk des anderen Beines. Außenrotation.

Einstich: Die Verbindungslinie Symphysenoberrand-Trochanterspitze wird gedrittelt. Die Grenze des äußeren zum mittleren Drittel liegt ca. 1 1/2 Querfinger lateral vom Femoralispuls. Dort wird senkrecht eingestochen. In 3–6 cm Tiefe kann der Bandapparat mit der Nadelspitze deutlich „palpiert" werden. Er wird mit 3–5 ml infiltriert. Ein direkter Eintritt in das Gelenk ist meist nicht erforderlich.

8.6. Das Kniegelenk

Bei Erkrankungen oder Schmerzen im Bereich des Kniegelenkes ist immer das Sprunggelenk und das Hüftgelenk zu untersuchen und gegebenenfalls mitzubehandeln.

Die typischen Quaddeln werden an der Zirkumferenz der Patella und in deren Mitte gesetzt. Ebenfalls typische Quaddelreihen über dem Gelenksspalt. Nicht zu vergessen eine Quaddel in der Mitte der Kniekehle.

Häufigste Schmerzstelle liegt im Bereich des Pes anserinus, über dem gequaddelt werden muß, und auch über und vor dem Köpfchen des Wadenbeins. An diesen Stellen sollte von der Hautquaddel ausgehend in die Tiefe gegangen werden und der Bandapparat (Ligamentum capitis fibulae anterius) mitbehandelt werden.

Eine der häufigsten *Fehleinschätzungen* seitens der Patienten sind Angaben über *Kniebeschwerden, die durch Varicositas bedingt sind.*

8.7. *Sprunggelenk und Bandapparat des Knöchels*

Beschwerden in diesem Bereich sind schwer zu differenzieren. Es empfiehlt sich von vornherein Quaddelung über den Gelenksspalten und den Sehnenansätzen, die meistens druckschmerzhaft sind, wobei an den schmerzhaften Insertionen von der Quaddel aus in die Tiefe gegangen werden soll, um den Bandapparat infiltrativ mitzuerfassen. In jedem Fall empfiehlt sich dabei die Begutachtung des Fußgewölbes, ob nicht Veränderungen des Fußgewölbes an der Entstehung der Schmerzzustände ursächlich beteiligt sind.

8.8. *Die kleinen Gelenke an Fingern und Zehen*

Bei den nicht seltenen Schmerzzuständen und Funktionsstörungen im Bereich der kleinen Gelenke von Fingern und Zehen empfiehlt sich im Bereich der betroffenen Gelenke eine Quaddelung bzw. subcutane Infiltration beiderseits in Höhe des Gelenksspaltes. Diese Behandlung muß mehrfach wiederholt werden, wobei meist die Funktionsbeschränkungen im Bereich des betroffenen Gelenkes früher behoben werden können als der Schmerzzustand.

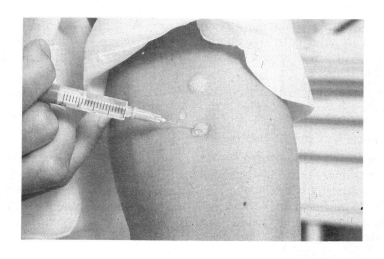

Abb. 1: Die intracutane Quaddel.

Nadel 20, nicht stärker als 18! Haut spannen!
Stichwinkel 30 Grad. Stichtiefe, bis Nadelschliff intracutan liegt.
Menge 0,2–0,3 ml.

! Subcutane Injektion ist keine Quaddel!

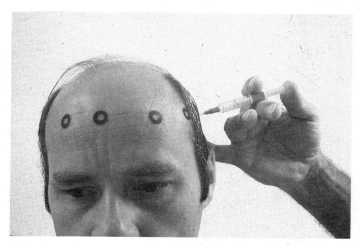

Abb. 2: Der „Dornenkranz".

An der größten Zirkumferenz des knöchernen Schädels werden in gleichen Abständen 6–8 Quaddeln oder Injektionen an die Galea gesetzt.

Indikation: diffuser Kopfschmerz, und als Basistherapie bei lokalisiertem Kopfschmerz. Verbesserung der cerebralen Durchblutung und Leistung.

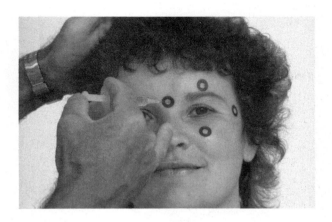

Abb. 3: Behandlung des Auges.

Quaddeln und/oder präperiostale Depots an den markierten Stellen.

! Es ist nicht nötig, den N. supraorbitalis und den N. infraorbitalis zu anästhesieren!

Indikation: Unterstützung jeder ophtalmologischen Therapie.
Behandlung von Konjunktividen, immer in Kombination mit Störfeldtherapie verwenden.

Die supraorbitalen Quaddeln werden auch zur Behandlung von Sinusitis frontalis verwendet.

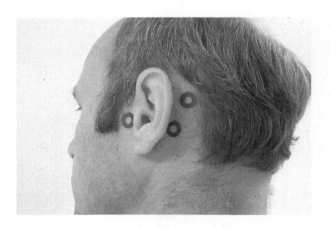

Abb. 4: Behandlung des Ohres.

Je ein präperiostales Depot am oberen und unteren Mastoid.

Eine Quaddel vor dem Tragus! Keine subcutane Injektion, da Anästhesie des N. facialis möglich – passagere Parese!

Indikation: Unterstützende Therapie von Hypakusis, Tinnitus, otogenem Schwindel und externen Otitiden. Auch zur Ausschaltung des Störfeldes Mittelohr.

37

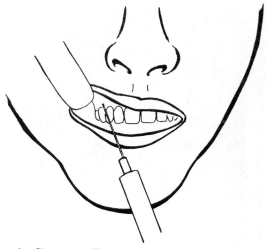

Abb. 5: Behandlung des Sinus maxillaris.

Einstich in die obere Gingivafalte zwischen Regio III und IV. Vorschieben der Nadel in die Fossa canina nach lateral-oben, bis Kontakt mit dem Os maxillaris besteht. Präperiostales Depot 0,3–0,5 ml.

Indikation: Rhinitis, Sinusitis, Ausschaltung des Störfeldes Sinusitis maxillaris chron. und sinu-alveoläre Grenzostitis.

! Immer in Kombination mit Nackenpunkten!

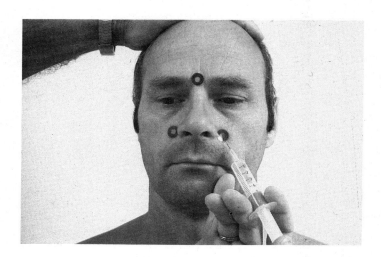

Abb. 6: Behandlung des Sinus ethmoidalis, Rhinitis.

Einstich in der oberen Nasolabialfalte und zwischen den Augenbrauen. Präperiostales Depot 0,3–0,5 ml. !Aspirieren!

! Stich in Gingiva (siehe oben) ist weniger unangenehm und gleich wirksam!

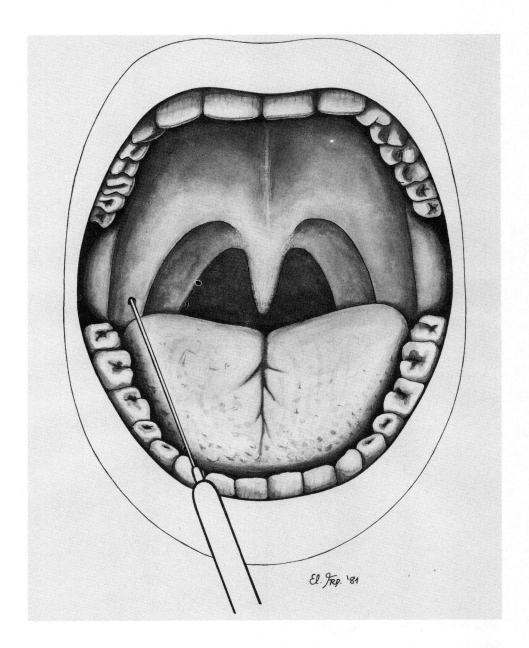

Abb. 7: Umflutung der Tonsillen.

Nadel 0,5x5, 0,6x6 cm, Einstich am unteren und am oberen Pol der Tonsille, Nadelführung ca. 30 Grad nach lateral, Stichtiefe 2–3 mm.

! Das Anästhetikum diffundiert! 0,5 ml pro Stich.

Indikation: Ausschaltung des Störfeldes Tonsillitis chronica – siehe Text.

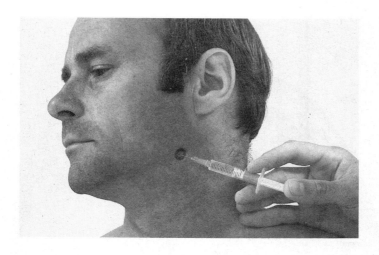

Abb. 8: Quaddel Unterkieferwinkel.

Das Gebiet unter dem Kieferwinkel ist bei Tonsillitis chron. und bei störfeldwertigem Status post Tonsillektomie verquollen.
Quaddelung entsprechend Markierung.

Indikation: Tonsillitis chronica, Zustand nach Tonsillektomie, zur Störfeldtherapie, „Seitenstrangangina".

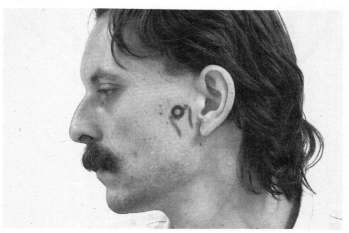

Abb. 9: Behandlung des Kiefergelenks.

Quaddel an markierter Stelle (ist leichter bei geringen Kaubewegungen zu finden).

Auch Infiltration des Bandapparates (nicht des Gelenkes!) ist mit Nadel 20 durchführbar.

Indikation: Dysfunktion und Schmerz des Gelenkes. Temporaler Kopfschmerz, ausgedehnte Schmerzen in Ober- und Unterkiefer.

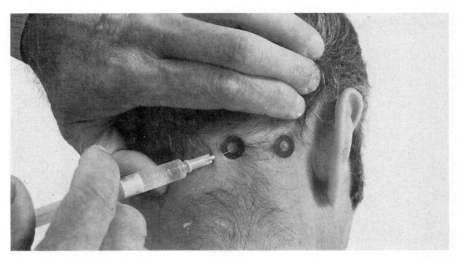

Abb. 10: Nuchale Quaddeln.

Im Winkel von Mastoid und Occiput und im Winkel zwischen Erektor Capitis und Occiput werden Quaddeln gesetzt. Einfacher und schneller kann aber in diesem Gebiet das präperiostale Depot gesetzt werden. Nadel 20. Stichrichtung schräg nach oben bis zum Knochenkontakt.

Indikation: Bei jeder Störfeldtherapie im Kopfbereich! Nuchaler Kopfschmerz, oberes Cervikalsyndrom.

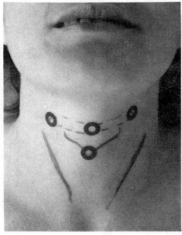

Abb. 11: Behandlung des Larynx.

Mediale Quaddeln über Os Hyoideum und Cartilago Thyroides, auch über lateralem Ende des Hyoids und über dem lateralen Thyreoid. Nuchale Quaddeln oder präperiostale Depots.

Indikation: Laryngitis, Aphonie.

! Immer auch oro-nasale Störfelder suchen und behandeln!

41

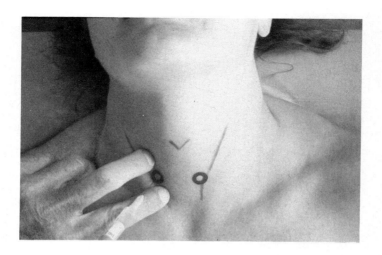

Abb. 12: Behandlung der Thyroidea.

Quaddeln am medialen Rand des M. sternocleidomastoideus, über der Thyreoidea. Dort ist auch die intraglanduläre Injektion mit Nadel 20 möglich. !Aspirieren! Auch nuchale Quaddeln.

Indikation: vegetative Dystonie − ev. in Kombination mit Behandlung des kleinen Beckens.

Einfluß auf Hormonhaushalt der Thyreoidea ist bisher nicht untersucht.

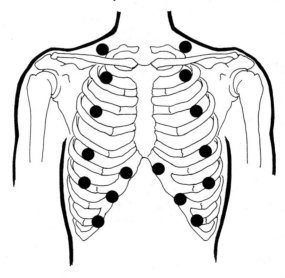

Abb. 13: Quaddeltherapie des Thorax (Lunge, Bronchien) vorne.

Je 1 Reihe von 4−5 Quaddeln bds., entsprechend dem Verlauf von Hosenträgern. Zusätzlich ev. eine Quaddelreihe und präperiostales Depot am Rippenbogen.

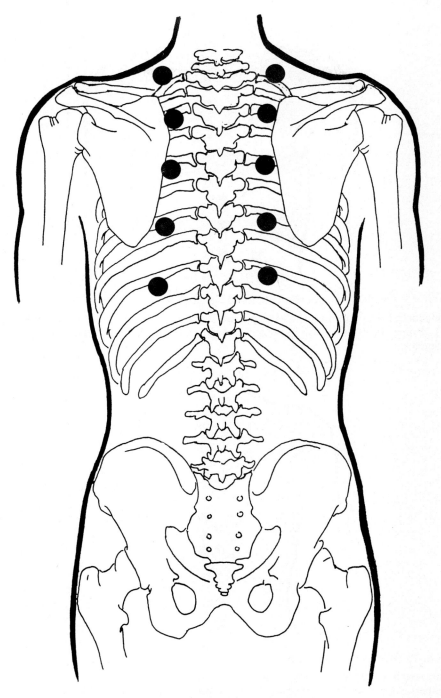

Abb. 14: Wie 13, Dorsalansicht.

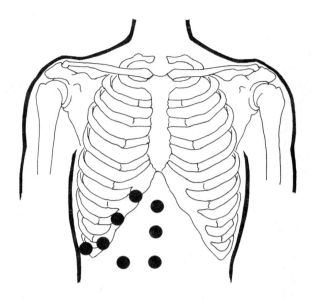

Abb. 15: Quaddeltherapie von Leber und Gallenblase.

Quaddelreihe und präperiostales Depot am Rippenbogen. Depot auch am Vorderende 11. Rippe. Infiltration von aktuellen Triggern. Quaddeln auch in der Oberbauchmedianen.

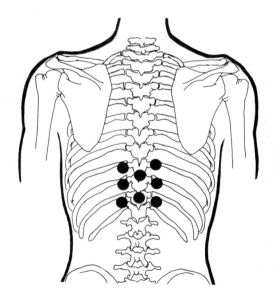

Abb. 16: Wie 15, Dorsalansicht.

Paravertebrale Quaddelung von BW 9 – BW 12 bds.
Präperiostale Depots auf die Dornfortsätze und ev. Querfortsätze der BW 9, 10, 11.
Eventuell Infiltration der interspinalen Bänder.

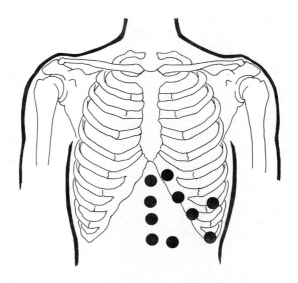

Abb. 17: Quaddeltherapie des Magens vorne.

Quaddelreihe am li. Rippenbogen, ev. dort auch präperiostale Depots. Quaddelreihe auch in der Oberbauchmedianen. Infiltration von aktuellen Triggern am li. unteren Thorax und li. Oberbauch.

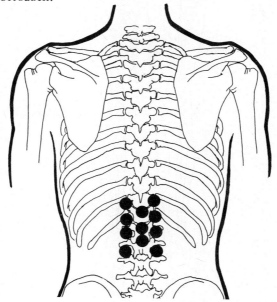

Abb. 18: Wie 17, Dorsalansicht.

Paravertebrale Quaddelung BW 11 − LW 2. Präperiostale Depots an den Dornfortsätzen und ev. Querfortsätzen von BW 12 und LW 1. Auch Infiltration der Interspinalbänder in diesem Bereich.

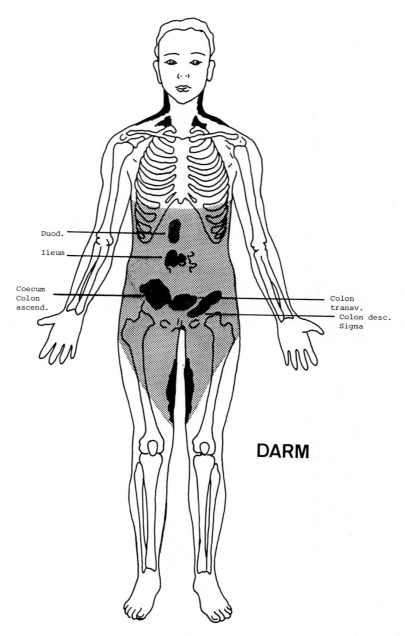

Duod.

Ileum

Coecum
Colon
ascend.

Colon
transv.
Colon desc.
Sigma

DARM

Abb. 19: Quaddeltherapie der Darmabschnitte.

Die schwarzen Felder entsprechend den Maxima der bezeichneten Darmabschnitte.
Das Quaddelfeld muß der Ausdehnung der palpierten Veränderungen und den Beschwerdeangaben der Patienten angepaßt werden. Eventuell auch Infiltration von aktuellen Triggern.

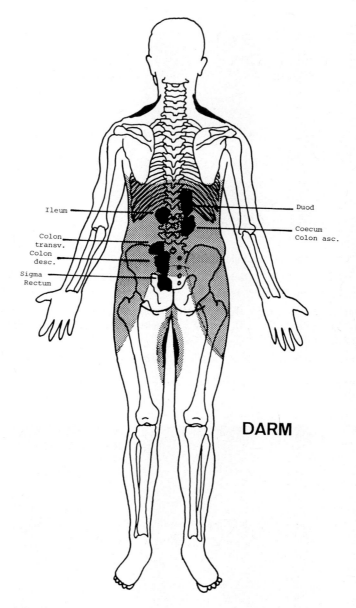

Ileum

Colon
transv.
Colon
desc.

Sigma
Rectum

Duod

Coecum
Colon asc.

DARM

Abb. 20: Wie 19, Dorsalansicht.

Auch hier sind nur die Maxima der reflektorischen Veränderungen eingezeichnet. Es empfiehlt sich die paravertebrale Quaddelung mit Bevorzugung der oberen LWS bei Dünndarmaffektionen, der unteren LWS und des Ileosakralgebietes bei Dickdarmaffektionen.

Präperiostale Depots auf die Dornfortsätze in den Maximalgebieten und Infiltration der interspinalen Bänder komplettieren die Therapie.

47

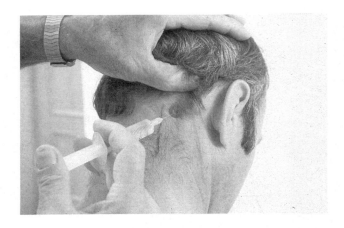

Abb. 21: Infiltration des nuchalen Muskelansatzes.

Mit der Nadel 0,5x4,2 Einstich zwischen Mastoid und Erektoransatz. Stichrichtung auf Occiput bis zum Knochenkontakt.

Unter mehrfachem Zurückziehen und Richtungswechsel in latero-mediale Richtung werden mehrere Depots von 0,3 bis 0,5 ml gesetzt. Palpabel verspannte Stränge werden bevorzugt infiltriert.

Indikation: Occipitaler Kopfschmerz, Tortikolis, oberes Cervikalsyndrom.

! Die Anästhesie der Nn. occipitalis bringt keinen zusätzlichen Effekt!

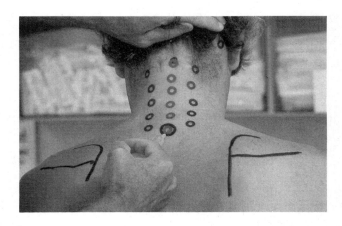

Abb. 22: Behandlung der Halswirbelsäule.

Die Basis ist Quaddelung über dem Erektorsystem und in jedem Bewegungssegment. Über den Dornfortsätzen kann, von den Quaddeln ausgehend, auch ein präperiostales Depot an diese appliziert werden. Druckschmerzhafte Interspinalbänder werden mit dem gleichen Stich infiltriert. Stichrichtung cranio-caudal!

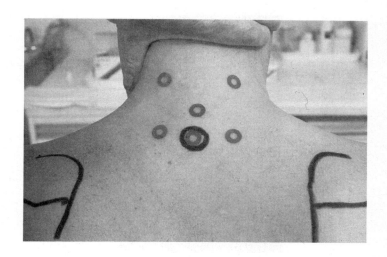

Abb. 23: Behandlung des cerviko-thorakalen Übergangs.

Das Routineprogramm besteht in einem Depot auf den Dornfortsatz der Vertebra prominens und Infiltration ihrer interspinösen Ligamente. Quaddelung über Dornfortsatz C 6 und paravertebral beiderseits bei C4, C 7 und ev. TH 1.

Es ist aber dringend angezeigt, dieses ungezielte Programm entsprechend der aktuellen Funktionsstörung und dem Palpationsbefund zu erweitern.

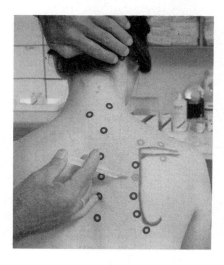

Abb. 24: Behandlung der Dorsalgie.

Das Bild zeigt das Maximalprogramm, das entsprechend der Akutalität der Beschwerden und dem Palpationsbefund reduziert bzw. erweitert werden soll.

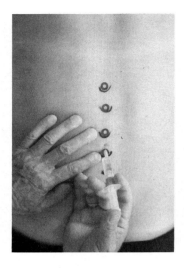

Abb. 25: Behandlung im Bereich der Lendenwirbelsäule.

Präperiostale Depots auf die Dornfortsätze, Erweiterung durch paravertebrale Quaddelung (Bild 26) und Infiltration muskulärer Trigger, aber auch Reduktion des Programms, entsprechend Aktualität und Palpationsbefund.

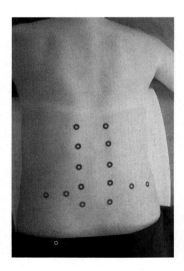

Abb. 26: Lumbal-paravertebrale Quaddelung.

Die Quaddelung sollte sich auf den aktuellen Bereich, entsprechend dem Palpationsbefund und der Beschwerdeangabe der Patienten erstrecken. An der Crista iliaca sind, entsprechend dem Ansatz der verspannten Muskulatur, immer Trigger zu finden. Diese müssen infiltriert werden.

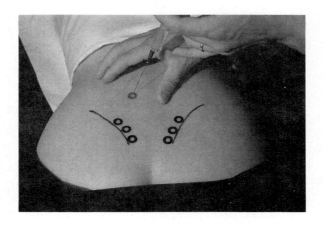

Abb. 27: Einstich zur Infiltration des Ligamentum ileolumbale.

1 1/2 — 2 QF neben dem Dornfortsatz LW 4 mit Stichrichtung auf die ventrale Fläche der Crista iliaca. Von dort ausgehend Infiltration des Bandes.

! Abdomen durch Polster oder Tischknick unterstützen!

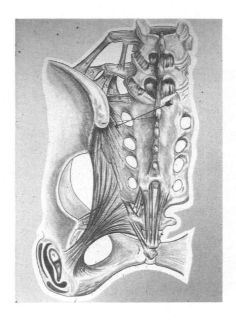

Abb. 28: Skizze des ileolumbalen und ileosacralen Bandapparates.

Der Pfeil weist auf die Infiltrationsstelle der langen ileosacralen Bänder, die bei Lumbalgien meist mitbeteiligt sind. Einstich medial der Spina iliaca posterior superior.

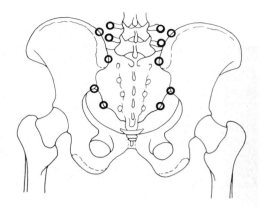

Abb. 29: Typische Quaddelpunkte im Lenden-Becken-Bereich.

Die Auswahl der Punkte und ev. Zusatztechniken erfolgt stets nach Aktualität des Beschwerdebildes, dem Palpationsbefund und vorliegenden Funktionsstörungen. Erweiterung der Quaddelung zur Infiltration darunterliegenden Strukturen hängt vom Stand der technischen Ausbildung ab.

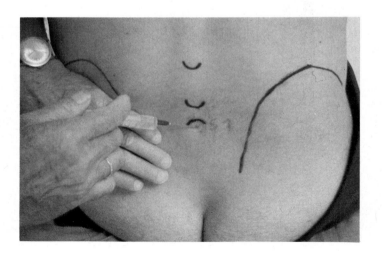

Abb. 30: Depot auf S 1.

S 1 ist bei Lumbalgien meist druckempfindlich. Die Technik soll nur in Ergänzung zu anderen Therapien verwendet werden.

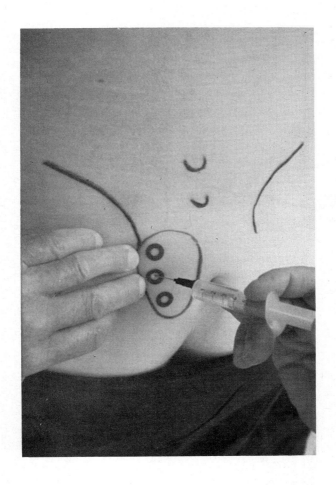

Abb. 31: Infiltration der kurzen Ileosacralbänder.

Diese Technik ist bei allen durch primäre oder sekundäre Funktionsstörungen des ISG entstandenen Beschwerdebildern indiziert.

Einstich medial der Verbindungslinie Spina iliaca posterior superior und Spina iliaca posterior inferior.

Stichrichtung schräg lateral, bis Knochenkontakt vorhanden. Dort Depot 0,5–1,0 ml.

Die Linie umschreibt eine große weiche Gelose, wie sie in diesem Bereich häufig zu finden ist.

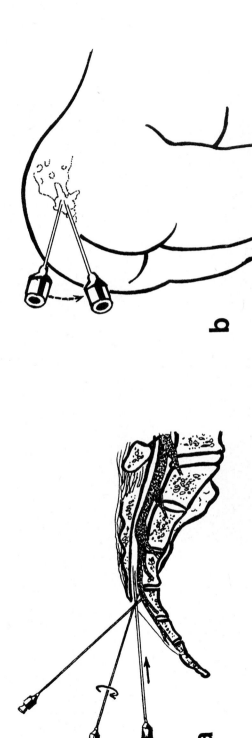

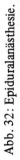

b

a

Abb. 32: Epiduralanästhesie.

Technik: Nadel 0,6x60. Der Patient ist in Knie-Ellenbogen-Lage oder in Seitlage, bei rechtwinkelig angezogenen Beinen. Palpation der Cornua sacralia in der oberen Rima ani. Einstich zwischen den Cornua bis zum Knochenkontakt. Nach geringem Zurückziehen Richtungsänderung um ca. 45 Grad, Vorschieben der Nadel in den Sacralkanal. Nach ca. 4–5 cm Aspirartion (es darf kein Blut und/oder Liquor aspiriert werden!) Depot von 2–3 ml.

Indikation: Dysfunktionen im kleinen Becken, Schmerz und Spannung, die vom vorderen Längsband ausgelöst werden.

54

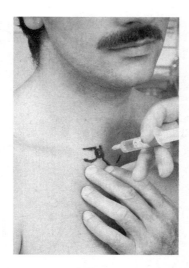

Abb. 33: Infiltration des Ligamentum sterno-claviculare (Sternoklavikulargelenk).

Das Gelenk ist leicht zu palpieren. Einstich über dem Gelenksspalt. Depot am Bandapparat.

Indikation: Druckempfindlichkeit bei Schulter-Arm-Syndrom und bei sterno-symphysalem Syndrom.

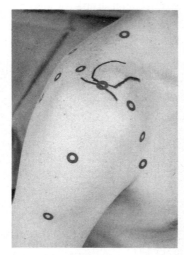

Abb. 34: Quaddelbehandlung des Schultergelenkes.

Quaddelreihe an größter Zirkumferenz des Gelenkes und an benachbarten aktuellen Triggern.

! Bei Schultersymptomen ist erst nach Nachweis einer ursächlichen Beteiligung des Gelenkes dieses zu behandeln!

! HWS und BWS beachten!

55

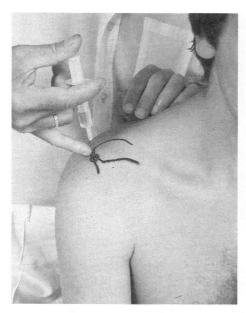

Abb. 35: Infiltration des Ligamentum acromeo-claviculare (Akromeoklavikulargelenk).

Einstich auf das Band, entsprechend Palpationsbefund. Depot von 0,5 bis 1 ml! Bei Schmerz in diesem Gebiet BW 6–8 untersuchen (refered pain)!

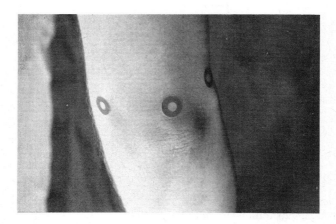

Abb. 36: Quaddelbehandlung des Ellenbogengelenkes.

Quaddeln über den beiden Epicondylen und dem Olecranum, von denen auf das Periost gestochen und ein Depot von 0,5 ml gesetzt wird. Quaddel auch in der Ellenbeuge, Infiltration benachbarter aktueller Trigger.

! Nachbargelenke, HWS und obere BWS beachten!

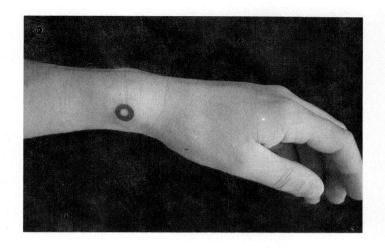

Abb. 37: Behandlung des Handgelenkes.

Präperiostales Depot auf den Processus styloides radii. Wird ergänzt durch Quadde-lung an der Zirkumferenz des Handgelenkes.

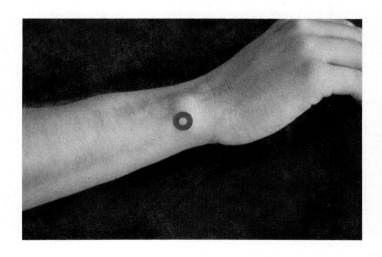

Abb. 38: Depot auf den Processus styloides ulnae.

Ergänzung zu 37.

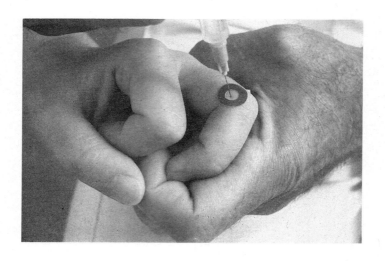

39. Abb. 39: Behandlung der Fingergelenke.

Jeweils an beiden Seiten des Gelenkes Quaddeln und Depot an die Ligamente.

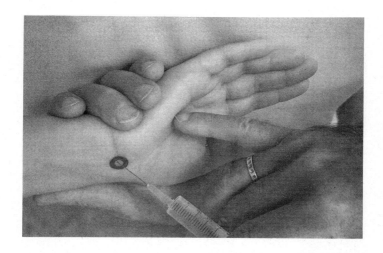

Abb. 40: Infiltration des palmaren Bandapparates.

Einstich medial in oder distal der Beugefalte. Stichrichtung schräg nach proximal.

Indikation: Karpaltunnel-Syndrom.

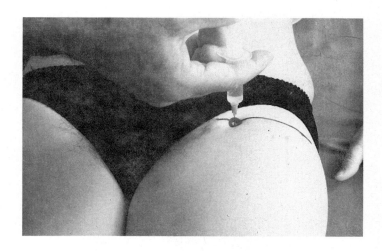

Abb. 41: Behandlung der Hüftgelenkes.

Einstich an der Grenze des mittleren zum äußeren Drittel der Verbindungslinie Oberrand der Symphyse-Trochanterspitze.

! Das Bein ist auswärts rotiert!
Der Einstich liegt 1 1/2 Querfinger lateral des Femoralispulses. Oft genügt das Depot an den Bandapparat, sodaß der Eintritt in die Kapsel vermieden werden kann.

Nachbargelenke beachten!

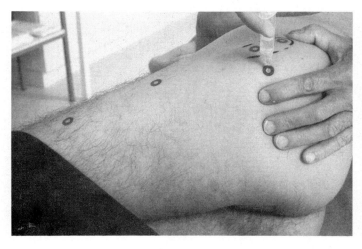

Abb. 42: Oberschenkeltrigger.

Zur ergänzenden Therapie von Hüftgelenksbeschwerden werden aktuelle Trigger am Oberschenkel infiltriert. Auf dem Bild ist die Infiltration einer retrotrochantären Gelose dargestellt.

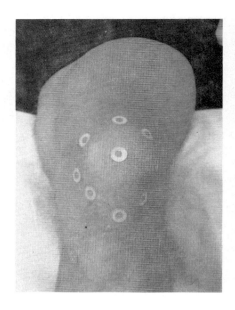

Abb. 43: Quaddeltherapie des Kniegelenkes (Vorderseite).

Zirkuläre Quaddeln am Rande der Patella, Depots am Pes anserinus (medial) und den lateralen Muskelansätzen.

! Quaddel auch in der Poplitea!

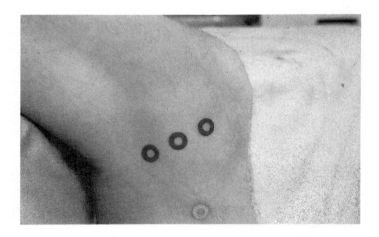

Abb. 44: Quaddeltherapie des Kniegelenkes (medial).

Quaddelreihe über Gelenksspalt, Depot am Pes anserinus.

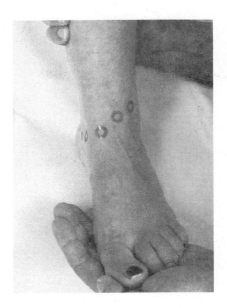

Abb. 45: Behandlung des oberen Sprunggelenkes.

Die Quaddelreihe orientiert sich an den Schmerzpunkten des Bandapparates. Präperiostale Depots an den Maleoli.

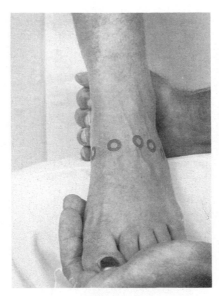

Abb. 46: Behandlung des unteren Sprunggelenkes.

Auch hier orientiert sich die Quaddelreihe an den tendinären Schmerzpunkten. Präperiostale Depots an den Maleoli.

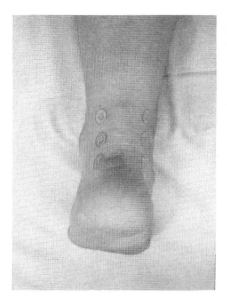

Abb. 47: Behandlung der Achillessehne.

Beiderseits paratendinär Quaddelreihe.

Indikation: postoperativ, Verspannung der Wadenmuskulatur.

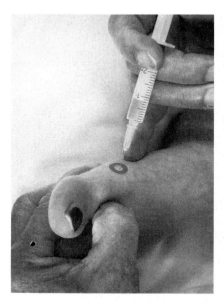

Abb. 48: Behandlung der Zehengelenke.

Beiderseits an den Bandapparat Depots.

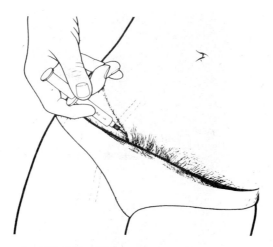

Abb. 49: Behandlung des Störfeldes kleines Becken.

Einstich 2 Querfinger proximal des Leistenbandes und 1 Querfinger medial des Femoralispulses. Stichrichtung distal und ca. 30 Grad medial auf den Oberrand der Symphyse. Dort Depot. Richtungsänderung auf Anus, die Nadel gleitet an der Dorsalseite des Os pubis in das Spatium praevesicale, dort werden im Zurückziehen der Nadel 3 ml deponiert.

! Beckenneigung beachten und ev. korrigieren!

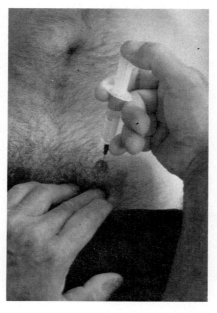

Abb. 50: Einstich zur suprabubischen Methode beim Mann.
Siehe 49.

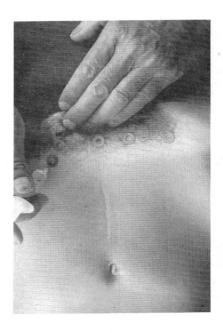

Abb. 51: Suprabubische Quaddeltherapie und Nadelführung zum Os. pubis.

! Suprapubische Quaddelung und Depot am Oberrand der Symphyse haben meist den gleichen Effekt wie die Infiltration des Spatium praevesicale!

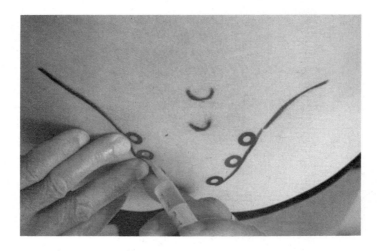

Abb. 52: Quaddelreihe über dem Ileoscralgelenk.

In jedem Fall zur Ergänzung der Störfeldtherapie des kleinen Beckens.

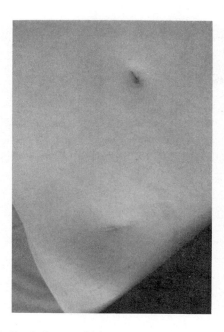

Abb. 53: Typische störfeldwertige Appendektomienarbe.

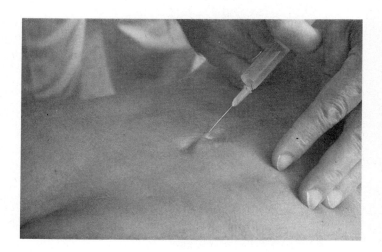

Abb. 54: Infiltration eines Narbenstörfeldes.

Narbe nach Diskusoperation. Infiltration der harten oberflächlichen Schicht mit 0,5x42 Dentalnadel.

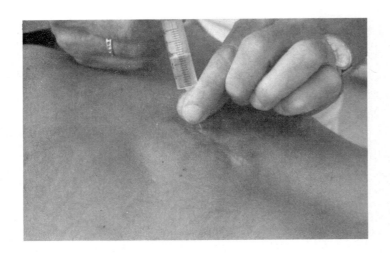

Abb. 55: Wie 54.

Infiltration der tiefen Narbenschicht.

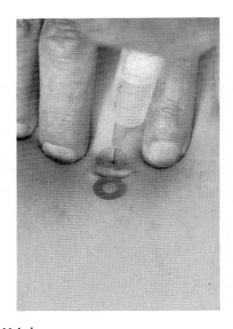

Abb. 56: Störfeld Nabel.

Infiltration vom Nabelrand ausgehend. Beachte: es ist auch der zentrale Einstich in den Nabel möglich.

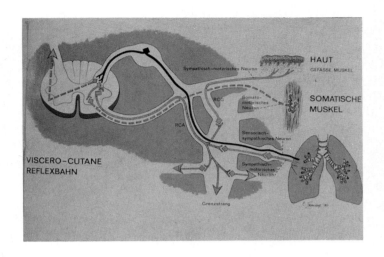

Abb. 57: Segmental-regulatorischer Komplex.

Legende siehe Text.

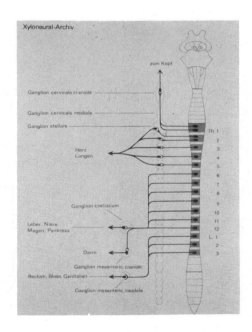

Abb. 58: Spinalsegmente und Grenzstrang.

Anschluß an Thoracale 1 und Lumbale 3 ist nur als Variation zu verstehen. Legende siehe Text.

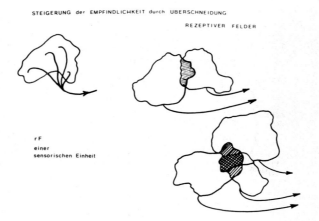

STEIGERUNG der EMPFINDLICHKEIT durch ÜBERSCHNEIDUNG

REZEPTIVER FELDER

r F
einer
sensorischen Einheit

Abb. 59: Rezeptive Felder.

Steigerung der Sensitivität durch Überschneidung der neuralen Versorgung. Legende siehe Text.

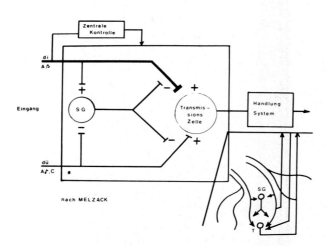

Abb. 60: Blockschaltbild der Hinterhorn-Eingang-Kontrolle.

Das Schema zeigt die Gate-control nach Melzack und Wall. Die Realität der Eingangskontrolle wird heute nicht mehr bezweifelt, jedoch werden Einzelheiten der Vorstellung nach Melzack und Wall diskutiert. Legende siehe Text.

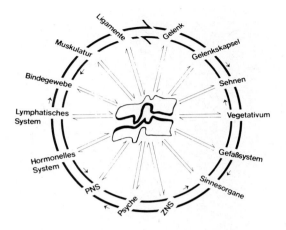

Abb. 61: Das Junghanssche Bewegungssegment.

Als zentrales Schaltelement vegetativer und somatischer Funktionen. Legende siehe Text.

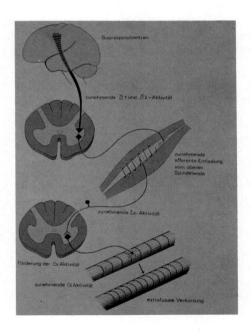

Abb. 62: Zentrale Gamma-Regelung.

Legende siehe Text.

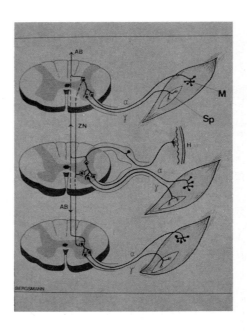

Abb. 63: Segmentüberschreitende Verschaltung der Alpha- und Gammamotorik.

Sie ist zusammen mit den erworbenen Bewegungsprogrammen die Grundlage der muskulären Verschaltung zu kinetischen Ketten und der Analogie zwischen diesen und dem Verlauf der ausstrahlenden Spannungsschmerzen. Legende siehe Text.

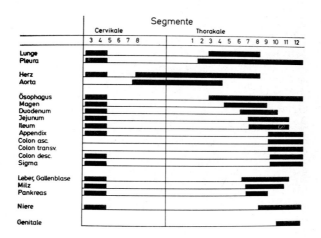

Abb. 64: Schema der segmentalen vegetativen Innervation innerer Organe.

70

DIE PHYSIOLOGISCHEN GRUNDLAGEN
DER NEURALTHERAPIE

Im Gegensatz zur Lokalanästhesie, deren Wirkung nach Abbau oder Abtransport des Anästhetikums sistiert, hält der neuraltherapeutische Effekt länger an und ist außerdem nicht an die Menge der Substanz gebunden. Er ist daher weder pharmakodynamisch noch vom Dosis-Wirkungs-Prinzip verständlich, sondern nur aus biokybernetischer Sicht.

Die Symptome

Die Domäne der Neuraltherapie sind generelle und/oder lokalisierte Funktionsstörungen vegetativer und/oder somatischer Natur, die auf der Basis entgleister zellulärer, humoraler und nervaler Regelvorgänge entstanden sind. Humoral kommt die führende Rolle dem Zyklus des Fibrinabbaues mit den grenzflächenaktiven und vasoaktiven Endprodukten zu, in dem multiple Rückkoppelungsmechanismen und damit Möglichkeiten der Selbstperpetuation vorhanden sind. Außerdem wird die Aktivität der hier freiwerdenden H-Substanzen und Polipeptide durch Prostaglandin E potenziert.

Vordergründig und für den Praktiker faßbar sind neural bedingte Regelstörungen bei den meisten Patienten nachzuweisen, die bei Kenntnis der physiologischen Zusammenhänge durchschaubar werden.

Das Gros der „praxisüblichen" Schmerzen sind nicht neurogen, sondern myotonogen, das heißt, die Grundlage ist der erhöhte Muskeltonus, dessen Stärke auch den Grad der Schmerzen bedingt. Die Auslösung der Symptomatik erfolgt durch lokalisierte Reizzustände, meist im Bereich des Achsenorgans, wobei über den segmental-reflektorischen Komplex die segmentale Muskulatur hypertonisiert wird. Die weitere Schmerzausstrahlung erfolgt durch Ausbreitung des Hypertonus entlang der kinetischen Ketten, der dieser Muskel angehört. Bei Symptombildern, die primär als vegetativ-neural-bedingt eingestuft werden, ist immer zu überlegen, ob nicht ebenfalls somatomotorische Verspannungen vorliegen und diese den Patienten so irritieren, daß er sich „vegetativ-stigmatisiert" gebärdet. Außerdem können auch Durchblutungsanomalien sekundäre Reaktionen auf Muskelverspannungen sein. In beiden Fällen ist die oben beschriebene Pathogenese anzunehmen.

Rein vegetativ-nervöse Krankheitsbilder sind selten. Sie werden über die gleichen Afferenzen ausgelöst, jedoch durch psychische und/oder vegetativ wirksame Konditionierung, aber auch durch konstitutionelle Eigenarten so moduliert, daß efferent die vegetative Symptomatik in den Vordergrund tritt. Zu bedenken ist ferner, daß eine einmal bestehende Symptomatik durch Reafferenz wieder den segmental-reflektorischen Komplex erregt.

Biokybernetische Interaktionen

Die Regelkreise und Schaltmechanismen des Organismus sind durchaus mit technischen Analogien vergleichbar. Im pathologischen Bereich der Regulationsstörung ist mit Belastung von Kreisen oder aus vernetzten Kreisen zusammengesetzten Systemen durch Fremdenergie zu rechnen. Diese entspricht Signalen, die durch Reizsituationen entstehen oder von pathologischen Prozessen ausgehen. Auch das Störfeld muß als pathologischer Prozeß gewertet werden. Der Erfolg dieser Systembelastung ist Labilität der Regelung und daraus resultierende Hyperaktion wie Hypertonus der Muskulatur, Schmerz, Vasolabilität etc. Die häufigste Ursache dieser Labilität sind Interaktionen mehrerer minimaler Auslöser, wobei auch bestehende Reflexsymptome via Reafferenz eine Rolle spielen.

Bei längerer Dauer dieser multiplen Dysfunktionen entstehen aber aus den primär funktionellen Beschwerden pathomorphologisch faßbare Degenerationserscheinungen, wie dies anhand des algo-dystrophischen Regelkreises beschrieben worden ist.

Die regulatorische Wirkung der einzelnen Techniken

1. Locus dolendi-Behandlung

Auch bei dieser simplen Therapieform übertrifft der Effekt meist die Wirkdauer des Lokalanästhetikums. Die Ursache ist im Abbau von Rückkoppelungsmechanismen zwischen Auslöser und Schmerzgebiet zu finden, da durch die Lokaltherapie die Reafferenzen abgebaut werden und so der Hinterhorneingang entlastet wird.

Der Therapieerfolg wird verbessert, wenn die Maximalpunkte (Trigger) behandelt werden. Sie sind nach gängiger Interpretation das Ergebnis eines Rückkoppelungsprozesses zwischen erhöhtem Muskeltonus und verminderter Clearance des Muskelgewebes. Bei längerer Dauer des Geschehens bilden sich um die Haupttrigger Satelliten, sodaß ganze Triggerareale entstehen können.

2. Die Segmenttherapie

Sie ist geeignet, sowohl die dem Segment zugehörenden Organe funktionell umzustellen wie auch die aus diesem Segment kommenden Störreize zu vermindern und so als Störfeldtherapie zu wirken. Die Therapie wird in Form von Hautquaddeln durchgeführt, wobei der Therapeut gut beraten ist, wenn er die Quaddeln in den Akupunkturpunkten setzt, die in den behandelten Segmenten liegen. Diese entsprechen nach *Melzack* Überschneidungen mehrerer rezeptiver Felder. Daher erreicht das Anästhetikum dort die Enden von mehreren Nerven, die in der Cutis ohne Markscheiden sind und daher durch geringe Mengen von Anästheticis ausgeschaltet werden können. Dadurch wird der Einstrom von Afferenzen zu den Transmissionszellen des Hinterhorns vermindert, woraus eine Entlastung des segmental-reflektorischen Komplexes und somit der Abbau der Symptomatik resultiert. Auch durch präperiostale Depots werden viele dünne Fasern erreicht, was die gute Wirkung dieser Technik erklärt.

Da die Segmente erkrankter Organe (auch von Störfeldern) hypersensibel sind, werden sowohl durch Quaddeln wie auch durch präperiostale Depots dort mehr Afferenzen unterdrückt als an anderen Stellen, wodurch die Wirkung auf die Eingangskontrolle intensiver ist.

3. Behandlung von Nervenstämmen und Ganglien

Im somatischen Bereich werden durch unmittelbare Ausschaltung neuraler Elemente Schmerzzustände während der Wirkdauer des Anästhetikums behoben. Da aber der Schmerz an sich reaktive Muskelverspannungen auslöst, die ihrerseits die Schmerzsensationen verstärken, wird durch die vorübergehende Nervenblockade dieser Circulus vitiosus abgebaut, sodaß wiederauftretende Schmerzen geringer sind. Auch Interaktionen zwischen Schmerz und vegetativen Funktionen werden unterbrochen. Die Anästhesie vegetativer Ganglien ist geeignet, die Funktionen, vor allem Durchblutung, in den von ihnen versorgten Organen und Körperarealen umzustellen, wodurch die Leistungsfähigkeit dieser Organe verbessert wird.

4. Intravenöse Applikation

Diese ist in der inneren Medizin zur Behandlung von Herzrhythmusstörungen üblich und ist auch geeignet, zentrale Dysregulationen abzubauen. Der Wirkungsmodus besteht in der Anlagerung der Moleküle an den Membranen der Schaltsysteme und der dadurch gegebenen Repolarisation der Zelloberflächen, wodurch der Stoffwechsel der vorher erregten Zellen stabilisiert wird. Es werden in der Neuraltherapie nur Bruchteile der internistisch verwendeten Dosen injiziert.

5. Störfeldtherapie

Wird das Störfeld als eine Reizquelle betrachtet, von der grenzschwellige Dauerreize in den segmental-reflektorischen Komplex eingespeist werden, wobei diese Reize vorwiegend über die dünnen vegetativen Fasern ascendieren, so ergibt sich daraus, daß:

1. Die Hinterhorn-Eingangskontrolle (Gate-control) ausgeschaltet wird und dadurch bedingt alle Afferenzen ungefiltert eingehen können, woraus

2. eine Reizüberflutung der Schaltsysteme resultiert, die

3. zu Labilisierung der Regelung führt und überschießende Reizbeantwortung, Hyperergie in allen Substraten, vor allem der Vasomotorik und der Somatomotorik verursacht.

Unter diesen Voraussetzungen führen Zweitschläge, die im grenzphysiologischen Bereich liegen können, zu inadäquat überschießenden Symptombildern ohne pathomorphologisches Substrat. Da infolge des Divergenzprinzips der neuralen Verschaltungen die Vorerregung weite Gebiete des Organismus erfassen kann, können diese Symptome auch als Fernstörungen in großer Entfernung vom Störfeld auftreten.

Die lokalanästhetische Ausschaltung des Störfeldes bewirkt

1. im Störfeld Repolarisation und Abbau von lokalen Dysregulationsvorgängen , wodurch mitunter (nicht zwingend) der Störfeldcharakter erlischt. Dies ist abhängig vom Grad der Entzündung, der die Störpotenz bestimmt.

2. Sistieren der störfeldbedingten Reize und somit Drosselung des Hinterhorneingangs, woraus

3. ein Abbau der Symptomatik in verschiedenem Ausmaß resultiert.

STÖRFELDPATHOGENESE
UND NEURALTHERAPEUTISCHE KONSEQUENZ

Um die Neuraltherapie in klinisch-medizinischer Sicht voll verstehen zu können, ist es nötig, die Pathophysiologie und die regulationspathologischen Konsequenzen des Herd-Störfeldgeschehens in seiner vollen Tragweite zu erfassen, da die Neuraltherapie nur durch die Unterbrechung der entgleisten Regulationsmechanismen und deren Normalisierung verstanden werden kann.

1. Herd-Störfeld

Histologisch ist das Störfeld eine chronische Entzündung um nicht abbaufähiges Material, die aus lymphozytären und plasmazellulären Infiltraten und Desaggregation der Grundsubstanz besteht (*Kellner*). Das nicht abbaufähige Material kann entweder aus Fremdsubstanzen oder denaturierten körpereigenen Substanzen bestehen. Die Ausdehnung der Infiltrate und der Desaggregation schwankt unter dem Einfluß banaler Reize, wodurch die Abhängigkeit des Herd-Störfeldgeschehens bzw. der Aktivität des Herdes von verschiedenen Reizsituationen gegeben ist.

Der Herd in klassisch medizinischer Definition ist ebenfalls eine chronische Entzündung, unterscheidet sich aber insofern vom Störfeld, als er lebensfähige Mikroorganismen umschließt.

Vom klinischen Standpunkt ist das Störfeld ein meist verborgenes chronisches Entzündungsgeschehen, das lokal oligosymptomatisch bis asymptomatisch verläuft, aber in oft weit entfernten Körperarealen zu Fernstörungen führt.

Bei biokybernetisch-regulationspathologischer Betrachtung ist das Störfeld eine Reizquelle, die Ursache einer Regulationsumstellung ist, auf deren Basis sich unter dem Einfluß eines Zweitreizes oder von Sekundärgeschehen Fernstörungen entwickeln können. Hier unterscheidet sich Herd und Störfeld insofern, als beim Herd die Entwicklung von Fernstörungen auch durch die Mikroorganismen und ihre Stoffwechselprodukte bestimmt wird.

2. Reiz und Reizausbreitung

Die Grenze von nicht abbaufähigem Material, sei es Fremdmaterial, seien es denaturierte körpereigene Substanzen in traumatischen oder entzündlichen Narben, stellt eine Störstelle für das umgebende Bindegewebe dar, die das Fließgleichgewicht des Grundsystems nach *Pischinger* und *Heine* stört. Die physikalischen und chemischen Reize führen lokal zu den erwähnten Entzündungserscheinungen zellulärer und extrazellulärer Natur. Je nach Reizstärke und Reizdauer werden aber zelluläre, humorale und neurale Regelkreise angesprochen, deren Aktionen über das Lokalgeschehen hinausgehen.

2.1. Humorale Reizausbreitung

Der wichtigste humorale Propagationsmechanismus scheint der Regelkomplex des Fibrinolsesystems zu sein, auf dessen Bedeutung für das Entzündungsgeschehen *Ungar* hingewiesen hat:

Jede Noxe verursacht Zellschädigung. Dabei werden Zytokinasen freigesetzt, die Profibrinolysin zu Fribrinolysin aktivieren. Das im Fließgleichgewicht entstehende Fibrin wird bei Vermehrung von Fibrinolysin verstärkt zu H-Substanzen und Polypeptiden abgebaut. Diese Substanzen haben wieder nachhaltige Wirkung einerseits auf die Funktion der Endstrombahn und andererseits als Kinine auch auf die Leukozyten (Diapedese und Lyse). Dabei ergeben sich multiple Möglichkeiten für positive Rückkoppelungseffekte (Circulus vitiosus), zum Beispiel: Leukolyse — verstärkte Fibrinolyse durch freiwerdende Proteasen. Peristatische Vasomotionsstörung — Hypoxie — neuerliches Zelltrauma, auch verstärkte Leukolyse, verstärkte Fibrinolyse. Exsudation — erhöhtes lokales Fibrinangebot — vermehrter Abbau zu H-Substanzen und Polypeptiden usw.

Die Aktion der Prostaglandine kann in diesem Wirkungskomplex ebenfalls eingreifen, da von dem, beim Zelltrauma mikrosomal produzierten, Prostaglandin E bekannt ist, daß es die Wirkung der H-Substanzen potenziert.

2.2. Sensomotorische Reizausbreitung und -beantwortung

Unter dem Begriff Sensomotorik wird die Funktion aller neuralen Leit-, Schalt- und Steuerelemente, Sensoren und Effektoren zusammengefaßt. Für unsere aktuelle Fragestellung ist die Beschränkung auf jene Formationen und Funktionen notwendig, die vordergründig an der Störfeldwirkung, Genese der Fernsymptome und vice versa an der Effektuierung des Sekundenphänomens beteiligt sind.

Die wichtigste Entdeckung der letzten Jahrzehnte war die Tatsache, daß manche Hautrezeptoren wohl auf eine bevorzugte Reizqualität stärker ansprechen, daß aber die meisten Rezeptoren auf zwei oder drei Reizarten reagieren, daß es also strenggenommen keine Reizspezifität der Rezeptoren gibt. Weiters wurde festgestellt, daß die Endverzweigung sensorischer Nerven sogenannte rezeptive Felder versorgt und daß stärkere Sensibilität bestimmter Hautstellen durch Überschneidung mehrerer rezeptiver Felder bedingt ist. Es ist außerdem bekannt, daß im gelenknahen Bereich des Bewegungsapparates, am Übergang des Muskels zur Sehne und an Muskel- und Sehnenansatz, vermehrt Sensoren verschiedener Typen liegen. Dies ist wichtig zu wissen, weil bekannt ist, daß in diesen Bezirken die Maximalpunkte (Triggerpoints) besonders häufig auftreten und daß im Bereich dieser Punkte ein optimaler Ansatz zur lokalen Therapie besteht.

Die Reizleitung erfolgt über Fasern verschiedener Dicke und Leitfähigkeit, wobei als Faustregel gilt, daß vegetative Signale über dünne und langsamleitende und die Afferenzen aus dem Bewegungsapparat über dicke und schnelleitende Fasern weitergegeben werden. Die Faserdicke spielt bei der spinalen Eingangskontrolle, aber auch neuraltherapeutisch eine Rolle, weil die Verzweigung der dünnen Fasern schon durch geringste Mengen von Lokalanästheticis ausgeschaltet werden können. Entsprechend der segmentalen Organisation sind einem Rückenmarksegment alle zugehörenden Formationen, Dermatom – Myotom – Sklerotom, aber auch alle Viscera via Grenzstrang angeschlossen. Obwohl die sympathischen Ganglien verlagert sind und morphologisch keine Segmentbeziehung gefunden wurde, ist auch der Grenzstrang von Th 2 bis L2 durch die Rr. communicantes streng segmentbezogen in das Rückenmarksystem integriert. Daraus ergibt sich, daß in jedem Segment alle zugehörende Formationen regulatorisch so vermascht sind, daß die Funktionsumstellung eines Organs zur zwangsweisen Funktionsänderung aller anderen Organe führt. Der Neuraltherapeut ist daher gut beraten, wenn er vor der Behandlung einer Symptomatik die Segmentbeziehungen überlegt und sie bei der Störfeldsuche berücksichtigt.

Alle Afferenzen erreichen über das Hinterhorn die Transmissionszellen, welche die Signale an segmentale und übergeordnete Verarbeitungs- und Handlungssysteme weitergeben. Diesen Transmissionszellen sind Kontrollzellen vorgeschaltet, deren Aktivität den Eingang der Signale oder deren Übermittlung an die Transmissionszelle hemmen. Die Kontrollzellen ihrerseits werden durch Signale aus dünnen Fasern gehemmt (woraus der ungehinderte Eingang aller Signale resultiert), während sie durch die Signale aus dicken Fasern erregt werden (Drosselung des Signaleingangs). Dieses von *Melzack* und *Wall* postulierte System macht viele Eigenarten der Schmerzklinik erklärbar, wie es auch die therapeutische Wirkung so differenter Therapiesysteme wie Neuraltherapie, Akupunktur, Manualtherapie etc. in einem neuen Licht erscheinen läßt.

Die Tatsache der Hinterhorneingangskontrolle steht außer Zweifel und wird auch allgemein anerkannt. Diskutiert werden nur Details und Schaltmodalitäten.

In Beziehung zur Störfeldpathogenese ist die weitere Afferenz bedeutungsvoll. Dabei kommt das Divergenzprinzip des Nervensystems zum Tragen, nach dem bei jeder Schaltung auf eine nächste Leitungsstufe stets mehrere Neurone erregt werden. Dadurch kann ein primär streng lokalisierter Reiz große Teile des Nervensystems unter Vorerregung setzen, die sich als regulatorische Labilität äußert.

Dauerreize verursachen nach *Bykow* und *Kurzim* in den zuständigen Funktionszentren und Repräsentationszonen des Hirns Erregungsherde, die wieder efferente Signale an den Ort des Primärreizes rücksenden, sodaß sich Zentrum und Störfeld permanent aufschaukeln und nicht zur Ruhe kommen. Es ist klar, daß dieser Circulus vitiosus durch die Störfeldanästhesie unterbrochen und oft sogar vollkommen ausgeschaltet werden kann.

Wie die Afferenzen über somatische und vegetative Bahnen gleichermaßen die Zentren erreichen, werden auch die efferenten Signale über beide Systeme ausgegeben. Bisher wurde im Rahmen der Überlegungen und Untersuchungen zum Problem des Störfeldgeschehens und der Neuraltherapie die vegetativen Efferenzen zuungunsten der somatischen Signale überbewertet. Damit soll nicht ihre pathogene Relevanz in Zweifel gezogen werden, vielmehr soll im Rahmen der Synergie beider Systeme die bisher vernachlässigte Sensomotorik zu dem ihr zukommenden Stellenwert aufgewertet werden.

Wie schon gesagt, werden im Rahmen der segmental-reflektorischen Verschaltung alle Funktionen des Segmentes auf die Reizsituation abgestimmt. Durchblutung und Temperatur, Schweißsekretion, Atmung, Puls, Darmmotorik, Funktion des Urogenitaltraktes etc. stehen unter dem Einfluß der vegetativen Steuerung und werden davon erfaßt. Aber auch die inkretorischen Organe sind von diesen Umstellungsreaktionen betroffen.

Im Hinblick auf das Überwiegen von Patienten mit Spannungs- und Schmerzsymptomen in der Muskulatur muß dem Tonussystem erhöhte Aufmerksamkeit entgegengebracht werden. Das Tonussystem der Muskulatur ist noch nicht in vollem Umfang erforscht, und seine Bedeutung für den Aufbau somatischer Symptome wie auch sein Einfluß auf die Befindlichkeit des Menschen wird noch immer unterschätzt. Die phasische Motorik und die tonische Motorik sind im Normalfall Partner, die in bezug auf Statik und Lokomotion exakt aufeinander abgestimmt sind. In bezug auf die Störfeldsymptomatik bedarf das Tonussystem insofern Beachtung, als seine regulatorische Entgleisung die tonisch-algetischen Symptome auslöst. Im Rahmen des segmentalreflektorischen Komplexes kann ein segmentaler Reizzustand bereits die Gammamotoneuronen erregen und so zur Fehleinstellung der Muskelspindel und/oder zu erhöhter Alpha-motorik führen, wodurch der dazugehörende Muskel verspannt wird. Durch die afferenten Signale werden aber auch die tonischen Zentren in der Formatio reticularis erregt, der Erfolg ist Erhöhung des Gesamttonus, die sich mit dem segmentalen Erregungszustand potenziert.

Über die segmentalreflektorische Zugehörigkeit ist die Muskulatur aber via Interneuronpool zu Funktionsketten verschaltet, die der automatischen und peripher programmierten Durchführung von Komplexbewegungen dienen. Dadurch ist es dem Erwachsenen unmöglich, einen Muskel alleine zu aktivieren, immer wird die gesamte Funktionskette, die von der Wirbelsäule bzw. vom Thorax und Becken bis zu den Akren reicht, innerviert. Diese Serienschaltung betrifft aber nicht nur die Alpha-Willküraktivität, auch der Tonus ist davon betroffen. Die pathogenetische Konsequenz ist, daß, wenn ein Muskel über seinen segmentalreflektorischen Komplex gereizt wird und sich dadurch verspannt, der muskuläre Hypertonus auf die ganze Bewegungskette überspringt, wodurch ein segmentüberschreitender Muskelhartspann ausgelöst wird. Diese Verspannungssymptome können subalgetisch sein, können als leichtes Ziehen wahrgenommen werden, und schließlich kann die Verspannung so heftig sein, daß sie schmerzhaft empfunden wird. In jedem Falle ist aber der muskuläre Hypertonus die Grundlage schmerzhafter segmentüberschreitender Zustandsbilder.

Die Stellung der Wirbelsäule in der Störfeldpathogenese

Forschungen der letzten Jahre haben in immer stärkerem Maße die Bedeutung des Achsenorgans mit seinen vielfältigen Störmöglichkeiten im Rahmen der Störfeldpathogenese zutage treten lassen. Es scheint daher berechtigt, die Stellung der Wirbelsäule in diesem Rahmen besonders abzuhandeln.

Unter dem Einfluß des Störfeldreizes verändert sich der Turgor des Bindegewebes, es wird unelastisch. Davon werden alle bindegewebigen Formationen betroffen, auch Bänder, Sehnen und Gelenkkapseln im Bereich der Wirbelsäule. Dadurch werden die kleinen Wirbelgelenke vulnerabel und neigen zu Funktionsstörungen. Diese Erscheinungen beginnen im Segment des primären Störfeldes und erfassen im Laufe der Zeit das ganze Achsenorgan, dessen Statik und Dynamik dadurch erheblich gestört wird. Unter dem Einfluß von Sekundärnoxen treten sogenannte Blockierungen der Gelenke auf. Diese Gelenksblockierungen bestimmen nicht selten als Auslöser eines muskulären Hypertonus die pseudoradikuläre Symptomatik des Beschwerdebildes unserer Patienten, und sie stellen außerdem eine sekundäre Reizquelle dar, die als 2. Störfeld die Regulationsstörungen potenziert.

2.3. Hormonelle Beteiligung

Auch die Regelkreise der hormonproduzierenden Organe und deren Hormonmetabolie werden labilisiert, sodaß die Möglichkeit der hormonellen Entgleisung gegeben ist. Für Schilddrüse und weibliche Hormone ist dafür der therapeutische Beweis erbracht worden. Das Hypophysen-Nebennierenrindensystem wird darüber hinaus durch die langdauernde Belastung im Sinne des Adaptationssyndroms angesprochen. Selbstverständlich kann es durch die hormonelle Beteiligung zu Störungen der hormonell-neuralen Interaktionen kommen, wodurch ebenfalls positive Rückkoppelungsmechanismen (Circulus vitiosus) aufgebaut werden können.

3. Zweitschlag – Fernsymptom

Die störfeldbedingte Labilisierung der Regelkreise und -komplexe verändert sämtliche somatische und vegetative Funktionen. Dies kommt besonders deutlich im Bereich des segmental-reflektorischen Komplexes des Störfeldes zum Ausdruck und kann diagnostisch verwertet werden.

Als Zeichen der Übererregung können die folgenden Symptome interpretiert werden:

– Veränderung des Turgors von Cutis und Subcutis
– Erhöhung des Muskeltonus
– Erhöhung der Infrarotabstrahlung
– Veränderung des elektrischen Widerstandes
– Veränderung der Kapillardurchblutung in der Art, wie sie auch in Schock-
  phasen beobachtet wird, jedoch weniger ausgeprägt
– Labilisierung des Tonus der großen Gefäße etc.

Wird ein derart sensibilisiertes Gebiet von einem an sich unterschwelligen Zusatzreiz getroffen, wird dieser überschießend beantwortet und erhält dadurch pathogenen Stellenwert.

Zum Beispiel: Es besteht eine chronische Tonsillitis, die vom Patienten höchstens als leichtes Halskratzen perzipiert wird (meist kommt infolge Gewöhnung auch dieses Symptom nicht zu Bewußtsein). Es werden aber die segmental-reflektorischen Komplexe angesprochen und so der Nackenbereich, vor allem seine Muskulatur labilisiert und vorgespannt. Der an sich apathogene Reiz eines geringen Luftzuges und die damit verbundene Abkühlung erhalten dadurch pathogenen Stellenwert und lösen Verquellung des Bindegewebes und Muskelhartspann aus. Dieses Geschehen ist aber nicht nur bei der Entstehung von Schmerzsymptomen zu beobachten, auch bei der Verarbeitung physiologischer Reizqualitäten und -quantitäten durch vegetative Regelkreise spielt die Labilisierung eine Rolle. Atmung, Herz und Kreislauf, intestinale Funktionen und auch der Sexualbereich können dadurch in Mitleidenschaft gezogen werden. Sie reagieren inadäquat, meist überschießend, wodurch das multiforme Bild der „vegetativen Dystonie" entsteht.

4. Störung der Leistungsökonomie

Es ist Aufgabe der Regelsysteme und ihrer Vermaschung, alle Substrate des Organismus in homöostatischer Konkordanz zu halten und dafür zu sorgen, daß jede Leistung von der Infektabwehr bis zur körperlichen Arbeit in kürzester Zeit und mit dem geringsten Energieverbrauch erbracht wird.

Damit ist die Hauptaufgabe der Regelvorgänge, das Prinzip der Ökonomie aufrechtzuerhalten. Die zweite, nicht minder wichtige Aufgabe der Regelung ist, alle vitalen Parameter in ihrem Normbereich zu halten. Dieses Geschehen kann unter dem Terminus Homöostase subsumiert werden. Das Prinzip der

Ökonomie kann nur aufrechterhalten werden, wenn alle Regelkreise gedämpft und mit negativem Feedback arbeiten.

Bei aperiodischer (träger) Entartung wird das Regelziel (Auslenkung oder Rückführung) spät oder nicht erreicht. Bei periodischer (labiler) Entartung wird das Regelziel überschritten und erst später im wellenförmigen Verlauf erreicht. In beiden Fällen werden Zeit und Energie verloren — der Organismus reagiert unökonomisch. Das heißt noch nicht, daß der Betroffene krank ist, aber es besteht eine Leistungsschwäche, die in den Anfangsstadien im täglichen Leben nicht bemerkt werden muß und nur bei stärkerer Belastung in Erscheinung tritt. Dauert die Regulationsstörung an, so werden immer geringere Belastungen zur Überforderung der beeinträchtigten Systeme führen.

5. Die Störfeldsuche

Die Störfeldanästhesie ist keine Kunst, und die entsprechenden Techniken sind relativ leicht zu lernen. Wesentlich schwieriger ist das „schuldige" Störfeld zu finden. Obwohl dazu die verschiedensten apparativen Techniken entwickelt wurden, bleiben zwei Methoden bisher unübertroffen.

5.1. Die akribische Anamnese,

mit der die zeitlichen Zusammenhänge zwischen Entstehen des Beschwerdebildes und vorangegangener Störfeldbildung erfaßt werden.

5.2. Die subtile Palpation,

bei der aus Veränderungen des Turgors der Haut und Unterhaut auf die Lage von Störfeldern geschlossen werden kann, wobei außerdem sehr oft „Verquellungsbrücken" zwischen der Störfeldzone und der Fernstörungszone erfaßt werden können.

5.3. Zu den apparativen Suchmethoden,

auf die hier nicht näher eingegangen werden soll, ist zu sagen, daß sie nur dann einen Sinn haben, wenn ein Reiz gesetzt wird, da die Zone des Störfeldes anders reagiert als reflektorisch nicht angesprochene Hautareale. Meist ist dieses „anders reagieren" gekennzeichnet durch starres Verhalten des untersuchten Parameters. Das heißt, daß durch den viscero-cutanen Dauerreiz die Regulationsbreite der angesprochenen Reflexzonen so stark eingeengt wird, daß ein Testreiz keine oder nur insuffiziente Änderung des beobachteten Parameters auslöst.

6. Der Therapieerfolg

6.1. Das klassische „Sekundenphänomen" nach Huneke

Schwinden nach der Störfeldanästhesie die Beschwerden in kurzer Zeit für einen Zeitraum von mindestens 18 Stunden, so kann von einem klassischen

„Sekundenphänomen" gesprochen werden. Es ist bei Wiederholung reproduzierbar, und die Beschwerdefreiheit dauert dann meist länger an. Schwinden die Beschwerden für einen langen Zeitraum, so können wir von einem d e f i n i t i v e n Sekundenphänomen sprechen.

6.2. „Sekundenphänomen" mit Rezidiv der Symptome

Bei Reproduktion des „Sekundenphänomens" werden in der Regel die beschwerdefreien Intervalle immer größer und die Beschwerden geringer, bis in kürzerer oder längerer Zeit endgültige Beschwerdefreiheit erzielt ist. In seltenen Fällen kann zwar immer wieder das Sekundenphänomen ausgelöst werden, die Beschwerden treten aber in annähernd gleichbleibenden Zeiträumen immer wieder auf, oder die Zeiträume zum Auftreten der Symptome werden kürzer. In diesem Fall ist an eine chirurgische Sanierung des Störfeldes zu denken, da damit mit hoher Wahrscheinlichkeit definitive Beschwerdefreiheit erzielt werden kann.

6.3. Das abortive „Sekundenphänomen"

Nicht selten muß der Neuraltherapeut chronische, oft Jahrzehnte bestehende Leidenszustände behandeln, und es ist nicht verwunderlich, daß bei diesen Patienten, die auch schon meist jahrzehntelang mit anderen Methoden vorbehandelt wurden, ein klassisches „Sekundenphänomen" nur selten erzielt wird. Meist sind auch bei diesen Patienten so viele Störmöglichkeiten gegeben, daß man oft nicht weiß, wo man beginnen soll. Wir sehen hier meist Schmerzlinderung und Funktionsverbesserung, die zwar reproduzierbar ist und auch mit der Behandlungswiederholung Abnahme der Erscheinungen bringt, aber die Restbeschwerden bleiben bestehen und können durch Zusatzreize immer wieder reproduziert werden. Allerdings sprechen diese Patienten dann auf andere Behandlungsformen und Medikamente besser an als vorher.

6.4. Schmerzminimierung durch Lokaltherapie

Lokaltherapie und Segmenttherapie, vor allem die in dieser Einführung beschriebene Quaddelungstechnik führen zu Verminderung der Schmerzen, wenn sie am richtigen Ort eingesetzt wurden. Unter der Belastung der täglichen Praxis wird allerdings häufig vergessen, daß diese Quaddelung, auch wenn sie Erleichterung bringt, meist keine Dauerheilung auslösen kann. Sie muß wiederholt werden. Die Frequenz der Wiederholungen wird vom Patienten bzw. vom Zustand des Patienten bestimmt. Auch von einem oral verabreichten Medikament wird nicht erwartet, daß eine einmalige Gabe eine endgültige Heilung erzielt. Im allgemeinen genügen Quaddelungen 1–2mal wöchentlich, doch kann es im akuten Schmerzzustand nötig sein, auch täglich zu quaddeln. Selbstverständlich wird man dabei nie an der gleichen Stelle stechen, sondern im geringen Abstand neben den erstgesetzten Quaddeln.

In diesem Zusammenhang muß unbedingt an eine F a u s t r e g e l d e r
N e u r a l t h e r a p i e erinnert werden:

Bringt eine Lokaltherapie keinen oder unbefriedigenden Erfolg, so muß unbedingt die S t ö r f e l d s u c h e und S t ö r f e l d a n ä s t h e s i e eingeleitet werden, da nach erfolgter Störfeldbehandlung die Lokaltherapie wesentlich bessere und länger anhaltende Erfolge zeitigt.

7. Klinisch-praktische Ergebnisse

Eine Multi-Center-Studie, an der fünf österreichische Neuraltherapeuten beteiligt waren *(O. Bergsmann, F. Hopfer, G. Kalcher, O. Ravanelli, E. Wechtl),*
ergab ähnliche Ergebnisse wie schon vorher durchgeführte Multi-Center-Studien:

Durch Kombination der angeführten Therapieformen konnte in

— 44% endgültiges Schwinden des Beschwerdebildes,
— in 38% wesentliche Besserung verzeichnet werden,
— nur in 18% blieben die Beschwerden unbeeinflußbar,
— geringe Nebenwirkungen traten bei 4% der Behandelten auf.

Im Rehabilitationszentrum Gröbming ergab eine Auswertung von über 600
Krankengeschichten, daß die E r s t b e h a n d l u n g m i t S t ö r f e l d -
t h e r a p i e ohne jede andere Maßnahme bei über der Hälfte der Patienten
(52%) eine deutliche Schmerzlinderung und Funktionsverbesserung brachte.
In günstig gelagerten Fällen konnte die Störfeldtherapie mit Manualtherapie
gekoppelt werden, dann war bei 64% ein positives Ergebnis zu verzeichnen.

Eine weitere Untersuchung an 44 Drogenrehabilitanden mit multipler Störfeldbelastung ergab bei Kombination von Störfeldtherapie und Manualtherapie 97% (!) positive Ergebnisse.

8. Regulatorische Ökonomisierung

Vom wissenschaftlichen Standpunkt aus ist es nicht uninteressant, die bisher
vorliegenden Wirkmechanismen der Neuraltherapie auf die Regulationsvorgänge darzustellen:

8.1. Leukozytenbefunde

Unter einseitiger Störfeldbelastung entsteht eine Differenz zwischen den
Leukozytenzahlen in den Fingerbeeren beider Hände. Diese schwindet nach
Störfeldtherapie.

8.2. Blutdruckamplitude

Bei orthostatischer Belastung (Schellong I) wird die Blutdruckamplitude auf
der Störfeldseite stärker eingeengt als gegenseitig. Dieses Verhalten wird

durch Neuraltherapie abgeschwächt, aber (bei Kurzzeitbeobachtung) nicht völlig aufgehoben.

8.3. Rheographische Untersuchung

An den Unterarmen zeigt die rheographische Kurve als Zeichen der Labilität der Gefäßwand vermehrte postsystolische Gipfel. Diese können als Symptom des Elastizitätsverlustes der Gefäßwand gedeutet werden. Erfolgreiche Neuraltherapie führt zur Glättung des postsystolischen Kurvenzuges.

8.4. Venöses Oxy-Haemoglobin

Bei orthostatischer Belastung ist auf der Seite einer Herd-Störfeld-Belastung sicher durch die Öffnung der arteriovenösen Anastomosen erhöhter Sauerstoffgehalt des Blutes der Vena cubitalis zu finden. Erfolgreiche Therapie senkt den Sauerstoffgehalt ab.

8.5. Infrarot-Abstrahlung

Im Bereich der Fernsymptomatik wird die Infrarot-Abstrahlung in typischer Weise verändert. Bei Auslösung eines Sekundenphänomens wird die Infrarot-Abstrahlung in diesem Gebiet normalisiert.

8.6. Elektrountersuchungen

Elektrountersuchungen der Haut mit verschiedenen Systemen zeigen unter Einfluß der Störfeldbelastung typische Veränderungen, die durch erfolgreiche Neuraltherapie aufgehoben werden. Die sinnvolle Analyse dieser Befunde läßt auf eine Normalisierung der Gewebsmetabolie schließen.

8.7. Bindegewebsturgor

Palpatorisch ist in Cutis und Subcutis der Reflexzonen des Störfeldes und in den Symptomgebieten Verquellen festzustellen, die nach erfolgreicher Störfeldanästhesie schwindet. Leider gibt es bisher keine befriedigende Methode der Objektivierung (außer den Elektromethoden), aber die Palpationsbefunde sind zwanglos mit den Elektrobefunden zu korrelieren.

8.8. Muskeltonus

In den Symptomgebieten ist ein erhöhter Muskeltonus in den Bewegungsketten palpatorisch feststellbar. Auch durch Oberflächenmyographie kann in diesem Bereich erhöhte Aktivität der Muskulatur festgestellt werden. Erfolgreiche Störfeldanästhesie und Schwinden der Beschwerden im Sekundenphänomen führen zu palpatorisch nachweisbarer Tonusminderung der Muskulatur und zur Abnahme der elektromyographischen Aktivität in diesem Gebiet.

8.9. Atembewegung

Unter dem Einfluß der störfeldbedingten Bindegewebsverquellung und der damit verbundenen Wirbelsäulenfunktionsstörungen werden bei störfeldbelasteten Patienten Fehlstereotypien der Atembewegung ausgebildet (Heben des Sternums, mangelnde Erweiterung der Aperturen). Störfeldanästhesie normalisiert ohne vertebraler Beeinflussung oder Training die Atembewegung. Dieser Vorgang ist sowohl palpatorisch als auch spirographisch und bodypletysmographisch erfaßbar.

8.10. Leistungsfähigkeit

Ergometrische und blutgasanalytische Untersuchungen ergaben, daß die störfeldbedingte Leistungsschwäche durch die Störfeldanästhesie behoben werden kann.

Die hier aufgezählten Befunde lassen alle erkennen, daß die vegetativen Leistungen durch die störfeldbedingten Reize eingeengt werden. Alle Untersuchungen, die an unmittelbar vegetativ geregelten Funktionen angestellt wurden, lassen eine Labilisierung der Regelkreise und Regelkomplexe sowie eine dadurch bedingte Leistungsminderung der entsprechenden Funktionen erkennen. *Kellner, Perger* und *Pischinger* fanden bei der Beobachtung humoraler Parameter, daß diese unter dem Einfluß der Herd-Störfeld-Belastung die Zeichen der Regulationsträgheit bis -starre erkennen lassen. Dieser scheinbare Widerspruch läßt sich dahingehend erklären, daß infolge der vegetativen Labilität die Sphinkter der Endstrombahn tonisiert werden und ein Großteil des Blutes den Weg des arterio-venösen Shunts nimmt. Dadurch werden die Gewebe in geringerem Maße durchblutet, die Sphinkter sprechen auch nicht auf den Testreiz an — es kommt daher zu keiner Durchblutungsänderung. Deshalb bleibt der Spiegel der aus dem Gewebe stammenden Substanzen unverändert. Er ist starr. Wenn man davon ausgeht, daß jeder Lebensvorgang eine Leistung ist und daß es im Sinne jeder Regulation ist, diese Leistung unter dem Prinzip der Ökonomie zu gestalten, so führt Labilisierung der Regulation zur Störung des Ökonomieprinzips. Vice versa wird durch Stabilisierung (Aufhebung der Labilität) das Ökonomieprinzip wieder hergestellt und damit die Leistungsfähigkeit verbessert.

In der allgemeinen Leistungsphysiologie scheint uns der periphere Zusammenhang zwischen Atmung und Kreislauf besonders erwähnenswert:

Fehlbewegung des Thorax bedeutet erhöhte Atemarbeit, d.h. für jede Einheit respirierten Sauerstoffs muß mehr Sauerstoff verbraucht werden als bei Normalatmung. Darüber hinaus ist der respiratorische Thoraxsog die stärkste zentral gerichtete Kraft für das Niederdrucksystem des Kreislaufs. Bei Fehlatmung ist dieser Sog vermindert und daher eine erhebliche Kreislaufminderleistung zu verzeichnen. Wir sehen hier, wie bei allen anderen Untersuchungen, wieder eine massive Störung des Ökonomieprinzips durch die Störfeldaktivität.

Als Nebeneffekt der verbesserten Atembewegung ist außerdem eine intensivere mechanische Wirkung auf die Abdominalorgane im Sinne einer Verstärkung der mechano-visceralen Interaktion zu verzeichnen, die zur Verbesserung aller visceralen Funktionen führt.

Durch die Stabilisierung der Regulation (Dämpfung der Regelkomplexe) wird das Ökonomieprinzip wieder hergestellt. Insofern kann die Neuraltherapie als ökonomisierender Vorgang betrachtet werden.

9. Kombination mit anderen Therapieformen

Die Betrachtung der Neuraltherapie vom Standpunkt der Störfeldpathogenese und vor allem aus dem Blickwinkel der Störung des Ökonomieprinzips und seiner Wiederherstellung läßt erkennen, daß die Neuraltherapie praktisch mit jeder anderen Therapieform kombinierbar ist.

Erfahrungen aus drei Jahrzehnten Neuraltherapie an stationären Patienten zeigen, daß andere Therapieformen vielfach erst nach erfolgreicher Störfeldausschaltung und Regulationsnormalisierung voll zum Tragen kommen. Dies gilt sowohl für physikalische Therapie, Training, manueller Therapie und Akupunktur als auch für die medikamentöse Therapie.

Bei allen chronischen Krankheiten und vor allem in der Rehabilitationsmedizin sollte daher die Neuraltherapie in weitem Umfang eingesetzt werden, da ja letztendlich das Herdstörfeldgeschehen Ursache der Chronizität ist und somit die Notwendigkeit der Rehabiliation verursacht.

Weiterführende Literatur

Auberger H.G., Niesel, H.C.: Praktische Lokalanästhesie, Thieme-Verlag, Stuttgart 1982.

Bergsmann, O.: Einfache Neuraltherapie für die tägliche Praxis, 3 Videokassetten, Videoproduktion Sandrowsky, München 1983.

Dosch, P.: Lehrbuch der Neuraltherapie, Haug-Verlag, Heidelberg 1983.

Dosch, P. (Hrsg.): Neuraltherapie nach Huneke-Freudenstädter, Vorträge (10 Bände), Haug-Verlag, Heidelberg 1986.

Gross, D.: Therapeutische Lokalanästhesie, Hippokrates, Stuttgart 1978.

Huneke, F.: Das Sekundenphänomen, Haug-Verlag 1965.

Melzack, R.: Das Rätsel des Schmerzes, Hippokrates, Stuttgart 1978.

Regionalanästhesie, G. Fischer-Verlag 1985.

Tilscher, H., Eder, M.: Lehrbuch der Reflextherapie, Hippokrates, Stuttgart 1986.